女性ホルモンを整える
キレイごはん

婦人科医
松村圭子

青春出版社

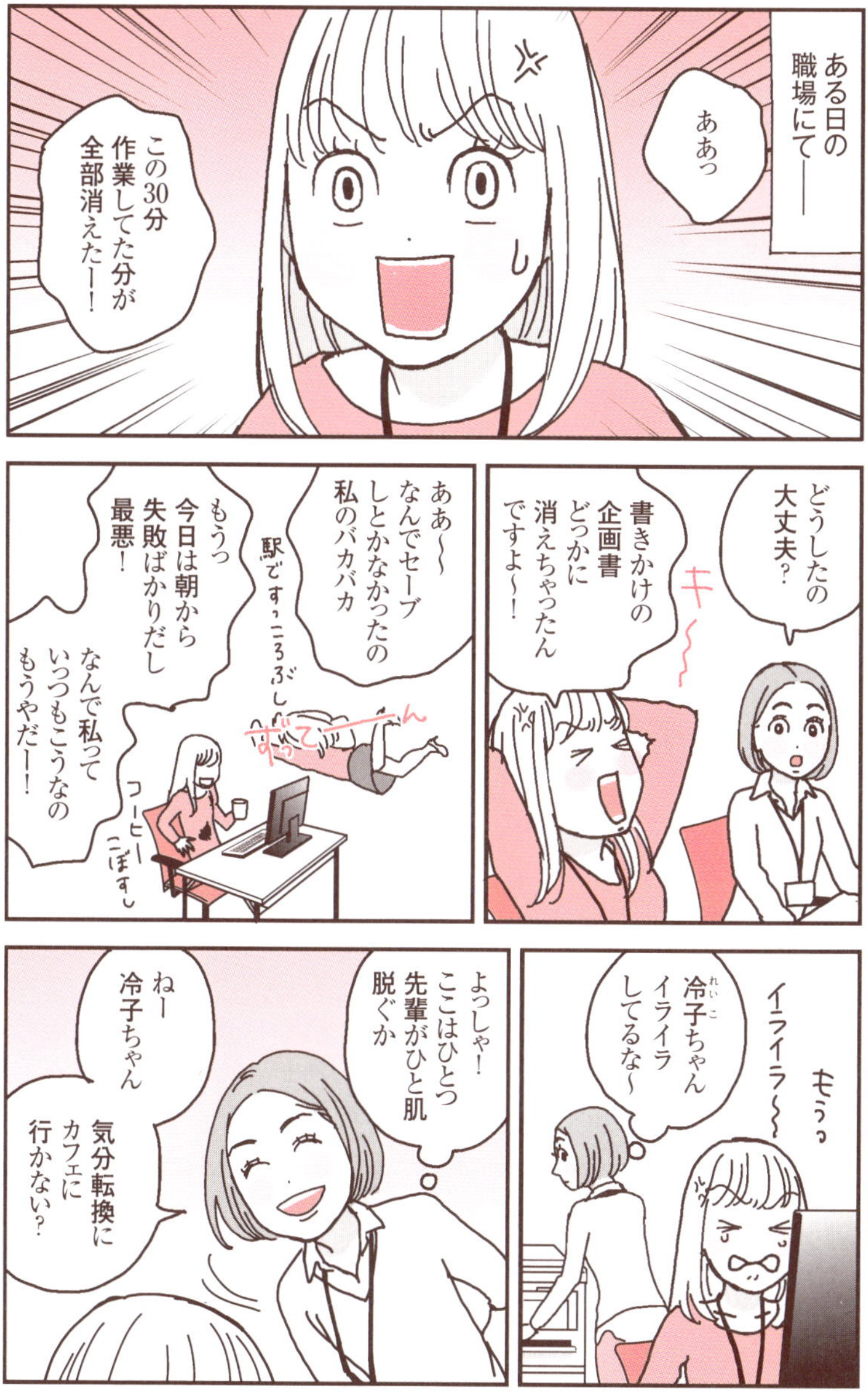
ある日の職場にて――
ああっ
この30分作業してた分が全部消えたー！
どうしたの大丈夫？
キ～～
書きかけの企画書どっかに消えちゃったんですよ～！
ああ～なんでセーブしとかなかったの私のバカバカ
駅ですっころぶし
ずってーーん
もうっ今日は朝から失敗ばかりだし最悪！
コーヒーこぼすし
なんで私っていっつもこうなのもうやだー！
イライラ～～
もうっ
冷子《れいこ》ちゃんイライラしてるな～
よっしゃ！ここはひとつ先輩がひと肌脱ぐか
ねー冷子ちゃん
気分転換にカフェに行かない？

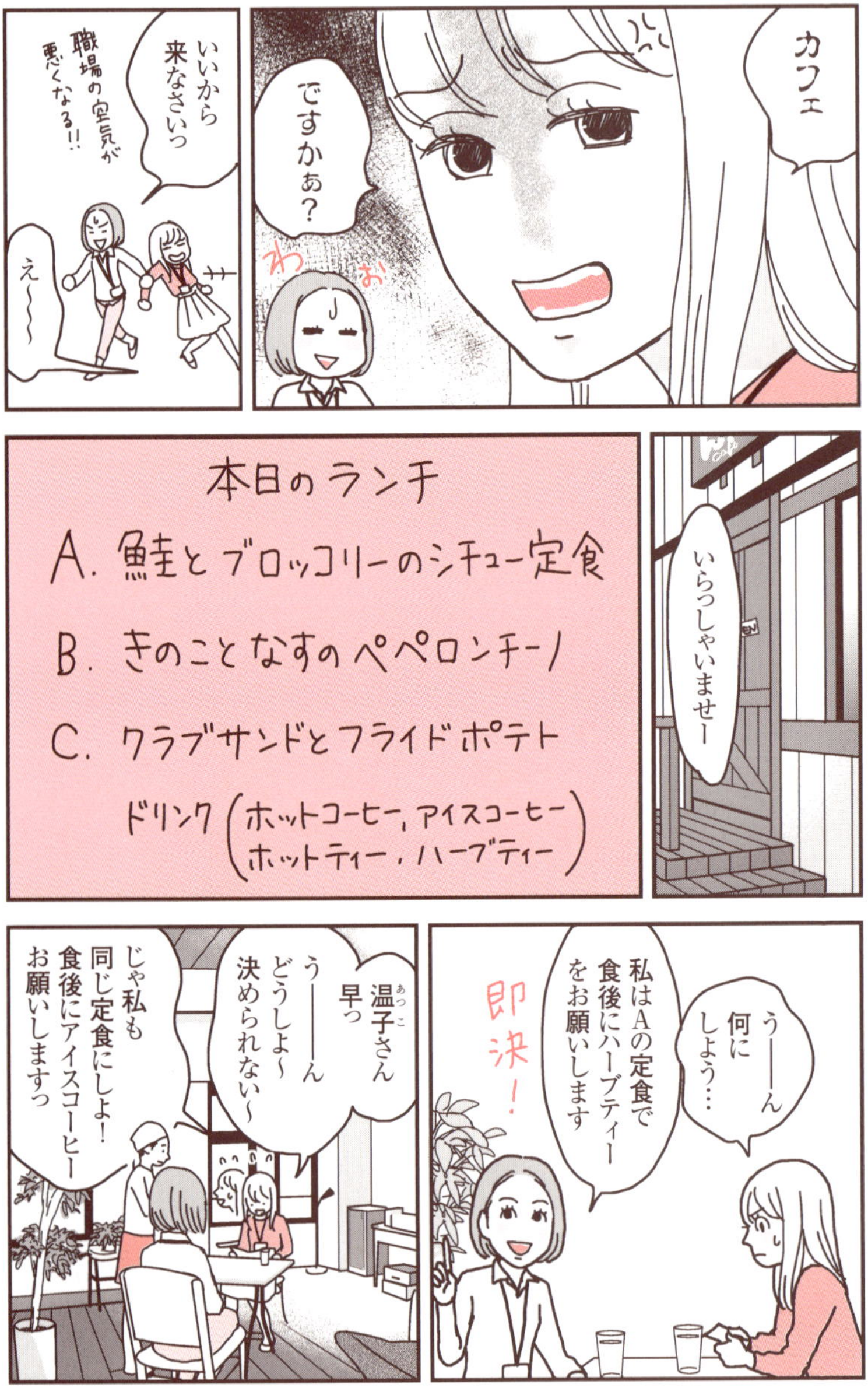
カフェ
ですかぁ?
わお
いいから来なさいっ
職場の空気が悪くなる!!
え〜〜〜
いらっしゃいませー
本日のランチ
A. 鮭とブロッコリーのシチュー定食
B. きのことなすのペペロンチーノ
C. クラブサンドとフライドポテト
ドリンク(ホットコーヒー、アイスコーヒー ホットティー、ハーブティー)
うーーん何にしよう…
私はAの定食で食後にハーブティーをお願いします
即決!
温子《あつこ》さん早っ
うーーんどうしよ〜決められない〜
じゃ私も同じ定食にしよ!食後にアイスコーヒーお願いしますっ

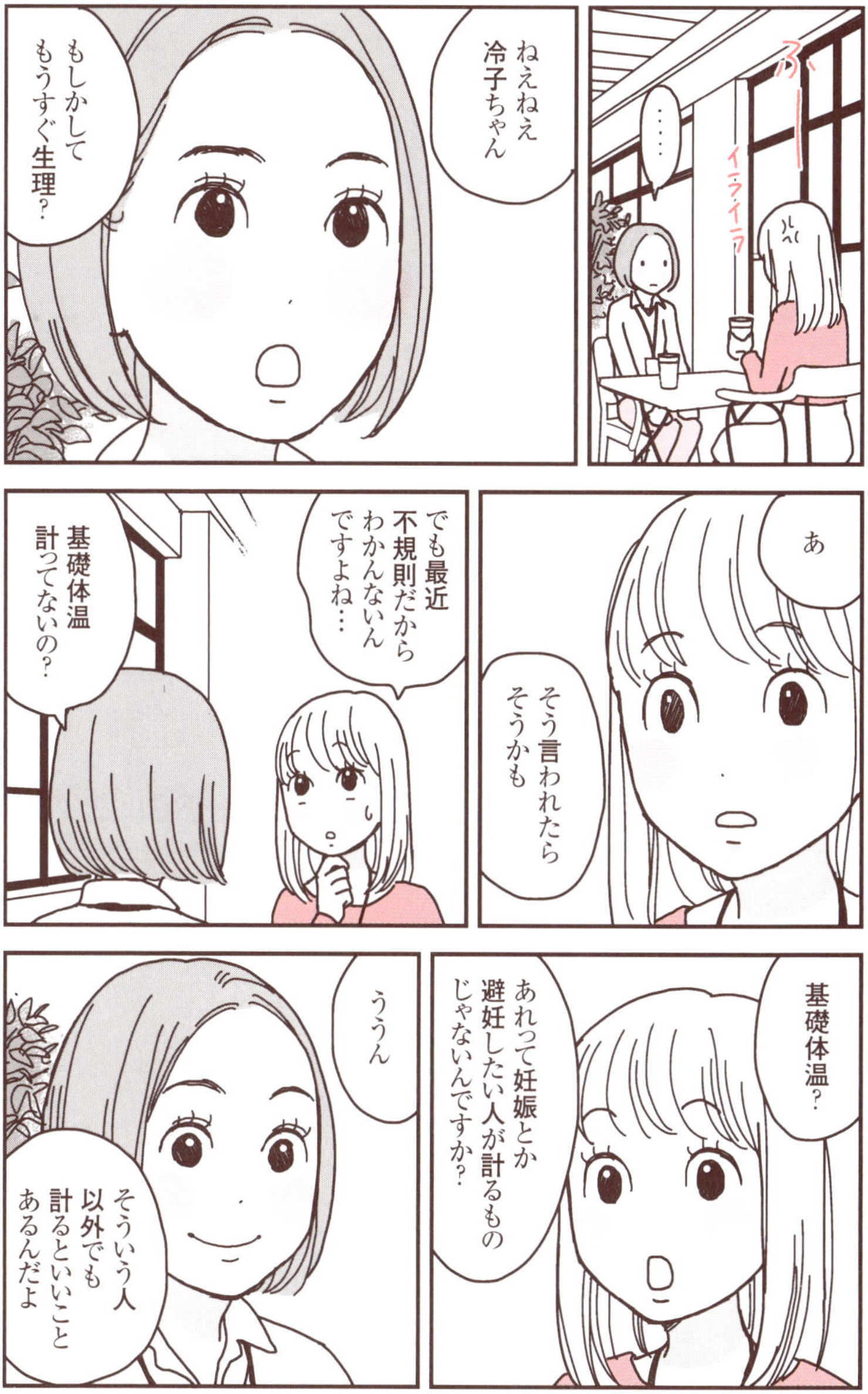
……
ふー
イライラ
ねえねえ 冷子ちゃん
もしかして もうすぐ生理？
あ
そう言われたら そうかも
でも最近 不規則だから わかんないん ですよね…
基礎体温 計ってないの？
基礎体温？
あれって妊娠とか 避妊したい人が計るもの じゃないんですか？
ううん
そういう人 以外でも 計るといいこと あるんだよ

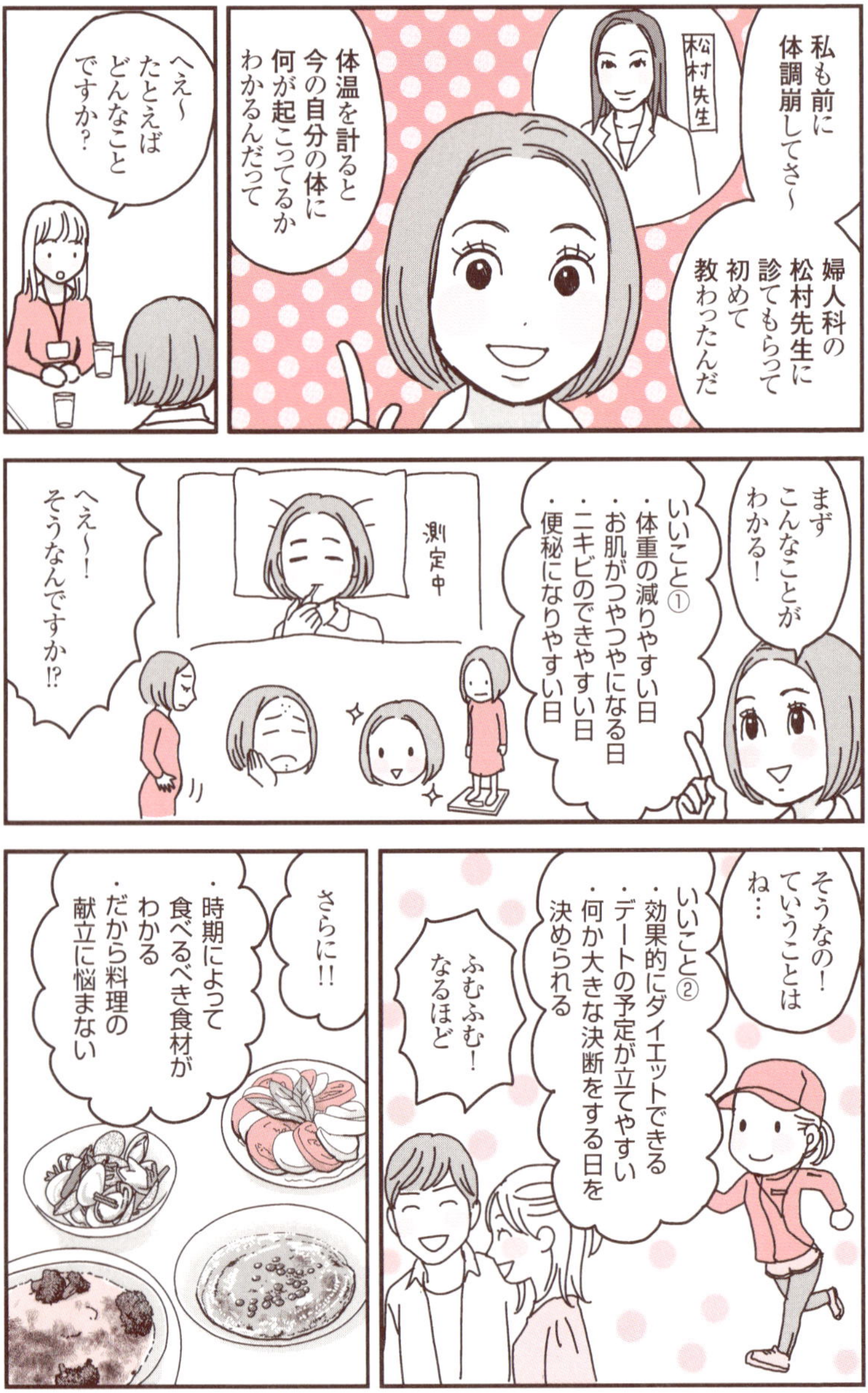
私も前に体調崩してさ〜
松村先生
婦人科の松村先生に診てもらって初めて教わったんだ
体温を計ると今の自分の体に何が起こってるかわかるんだって
へえ〜 たとえばどんなことですか？
まずこんなことがわかる！
いいこと①
・体重の減りやすい日
・お肌がつやつやになる日
・ニキビのできやすい日
・便秘になりやすい日
測定中
へえ〜！そうなんですか⁉
そうなの！ていうことはね…
いいこと②
・効果的にダイエットできる
・デートの予定が立てやすい
・何か大きな決断をする日を決められる
ふむふむ！なるほど
さらに！！
・時期によって食べるべき食材がわかる
・だから料理の献立に悩まない

いいことばっかりじゃないですかー！
そういえば温子さんっていつも穏やかでキラキラしてますよね～
しらなかったー
うふふ♡実はもうすぐ生理が来そうなんだけど
鮭とブロッコリーのシチューって生理前のイライラや不安を解消してくれるの
鮭（ビタミンB6）と牛乳（トリプトファン）が幸せホルモンを作って心が安定♡

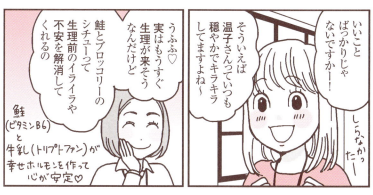

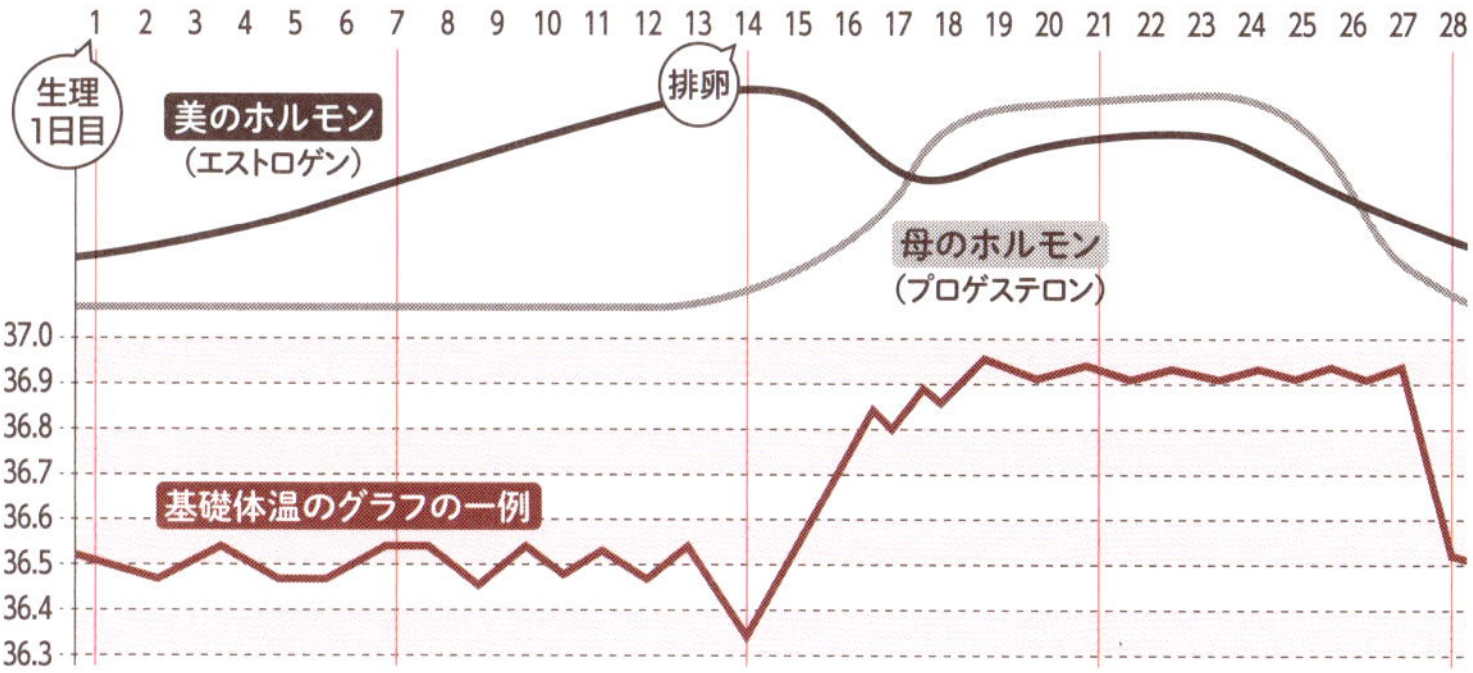
1 2 3 4 5 6 7 8 9 10 11 12 13 14 15 16 17 18 19 20 21 22 23 24 25 26 27 28
生理1日目
排卵
美のホルモン
（エストロゲン）
母のホルモン
（プロゲステロン）
37.0
36.9
36.8
36.7
36.6
36.5
36.4
36.3
基礎体温のグラフの一例

定期的に生理が来ていればこのグラフみたいな形になるんですね？
ううん
松村先生に聞いたんだけど毎月ちゃんと生理が来ててもホルモンバランスが悪い…ってパターンもあるみたいだよ
えー！私大丈夫かなぁ
でも毎日計るのってめんどくさそうだし～～…

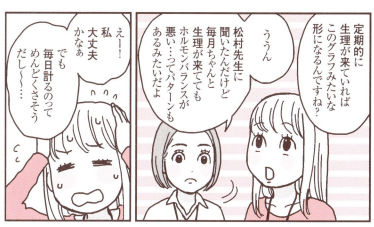

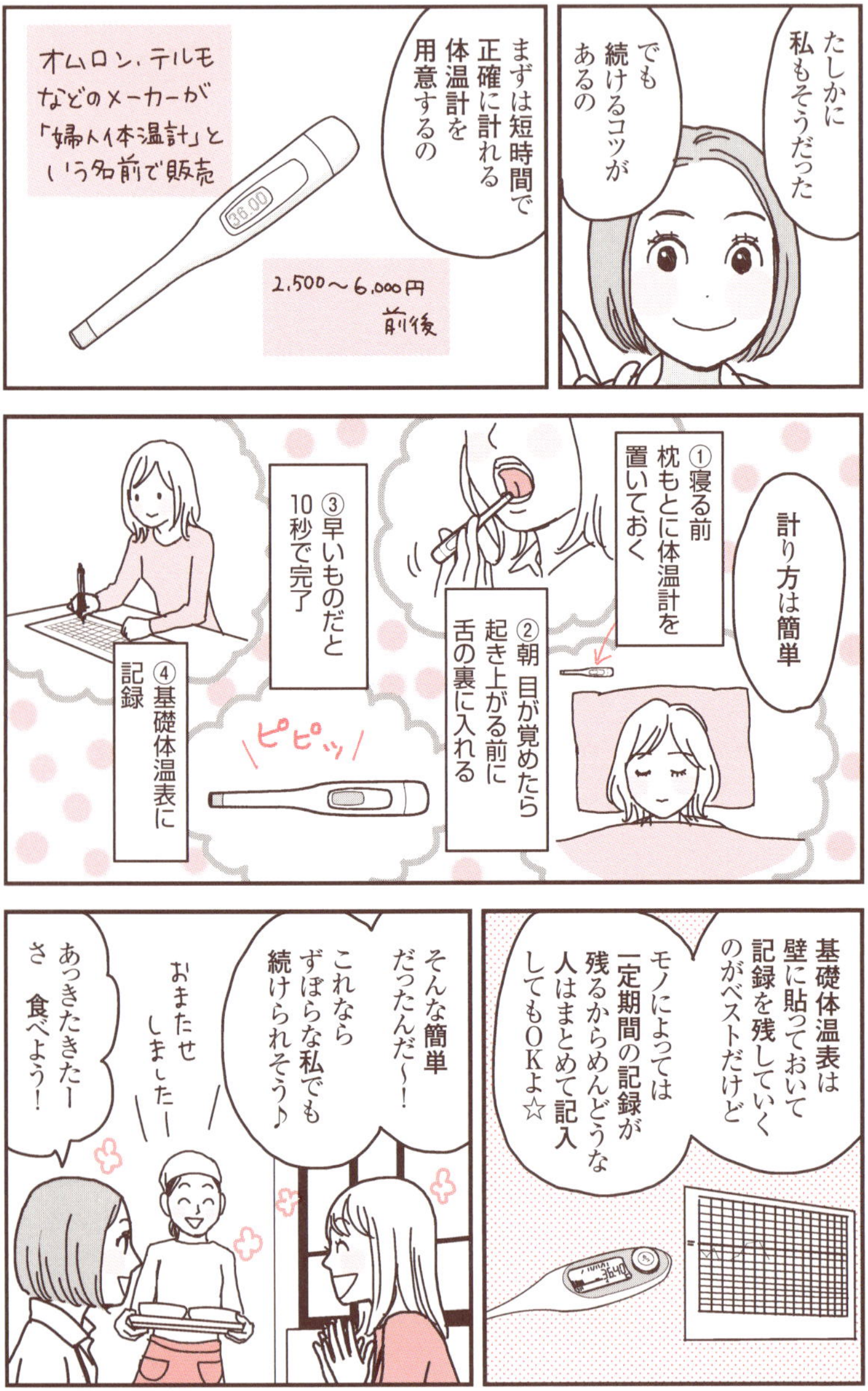
たしかに私もそうだった
でも続けるコツがあるの
まずは短時間で正確に計れる体温計を用意するの
オムロン、テルモなどのメーカーが「婦人体温計」という名前で販売
2,500～6,000円前後
計り方は簡単
①寝る前枕もとに体温計を置いておく
②朝 目が覚めたら起き上がる前に舌の裏に入れる
③早いものだと10秒で完了
ピピッ
④基礎体温表に記録
基礎体温表は壁に貼っておいて記録を残していくのがベストだけど
モノによっては一定期間の記録が残るからめんどうな人はまとめて記入してもOKよ☆
そんな簡単だったんだ～！
これならずぼらな私でも続けられそう♪
おまたせしました―
あっきたきたー さ 食べよう！

この本の使い方

●**この本では、女性ホルモンのバランスを整えるために、1か月を以下のように4つの時期に分けます。**

A：生理1日目〜7日目（ブルーな生理中）
B：8日目〜14日目（生理後のキラキラ期）
C：15日目〜21日目（デリケートな排卵後）
D：22日目〜28日目（ゆううつな生理前）

このA〜Dの各時期にとりたい栄養素とおすすめレシピを紹介します。

●**ただし、これは生理が28日周期でくる人の設定です。周期が28日より長い人、または短い人は、Bの日数を延長したり短縮したりして調整します。**

※生理周期とは、「生理1日目」から「次の生理が始まる前日」までの日数をさします。

例① 周期が35日の人は、15日目になったとしてもBの生理後レシピを継続し、22日目からCの排卵後レシピに移行（C＝22〜28日目）、29日目からDの生理前レシピに移行します（D＝29〜35日目）。

例② 周期が25日の人は、12日目からCの排卵後レシピに移行（C＝12〜18日目）、19日目からDの生理前レシピに移行します（D＝19〜25日目）。

●**または、基礎体温を計っている場合は、Bの生理後レシピの途中で「排卵日」がきたら自動的にCの排卵後レシピに移行し、CとDをそれぞれ7日間ずつ続ける…という方法でもかまいません。**

CONTENTS

この本の使い方 7

いつもとりたい
女性ホルモンをつくる栄養素 17

タンパク質 筋肉や臓器、ホルモンの原料となる大事な成分 22
食材 牛肉／豚肉／鶏肉／レバー／魚／卵／牛乳／チーズなどの乳製品／大豆／豆腐／納豆／豆乳／その他、タンパク質を多く含む食材

良質な脂質 糖質の2倍にあたるエネルギーを生む 28
食材 いわしなどの青魚／ナッツ類／えごま油／アマニ油／グリーンナッツオイル／その他、脂質を多く含む食材

生理1日目〜7日目
ブルーな生理中におすすめの食材&レシピ 31

鉄分 全身に酸素を運ぶヘモグロビンの成分 36

8日目～14日目

生理後のキラキラ期におすすめの食材&レシピ

15日目〜21日目

デリケートな排卵後におすすめの食材&レシピ

なるべく避けたい食べ物＆習慣　139

巻末付録

料理レシピ制作●川口由美子（管理栄養士）
カバー&本文イラストレーション●佐藤香苗＋カカポ
漫画●花津ハナヨ
本文デザイン&DTP●山内宏一郎（サイワイデザイン）
編集協力●吉村千穂

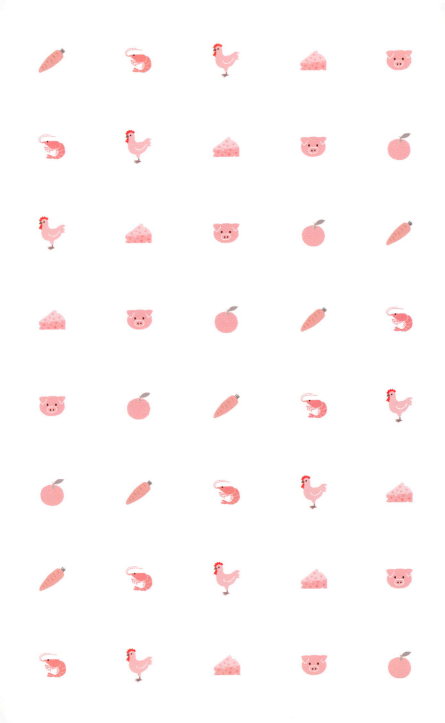

いつもとりたい

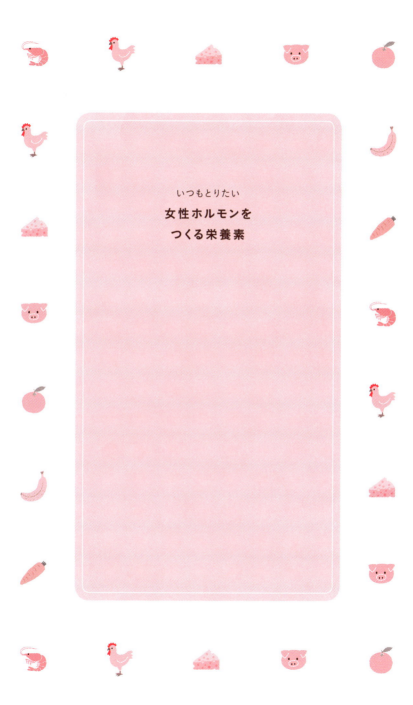

女性ホルモンを
つくる栄養素

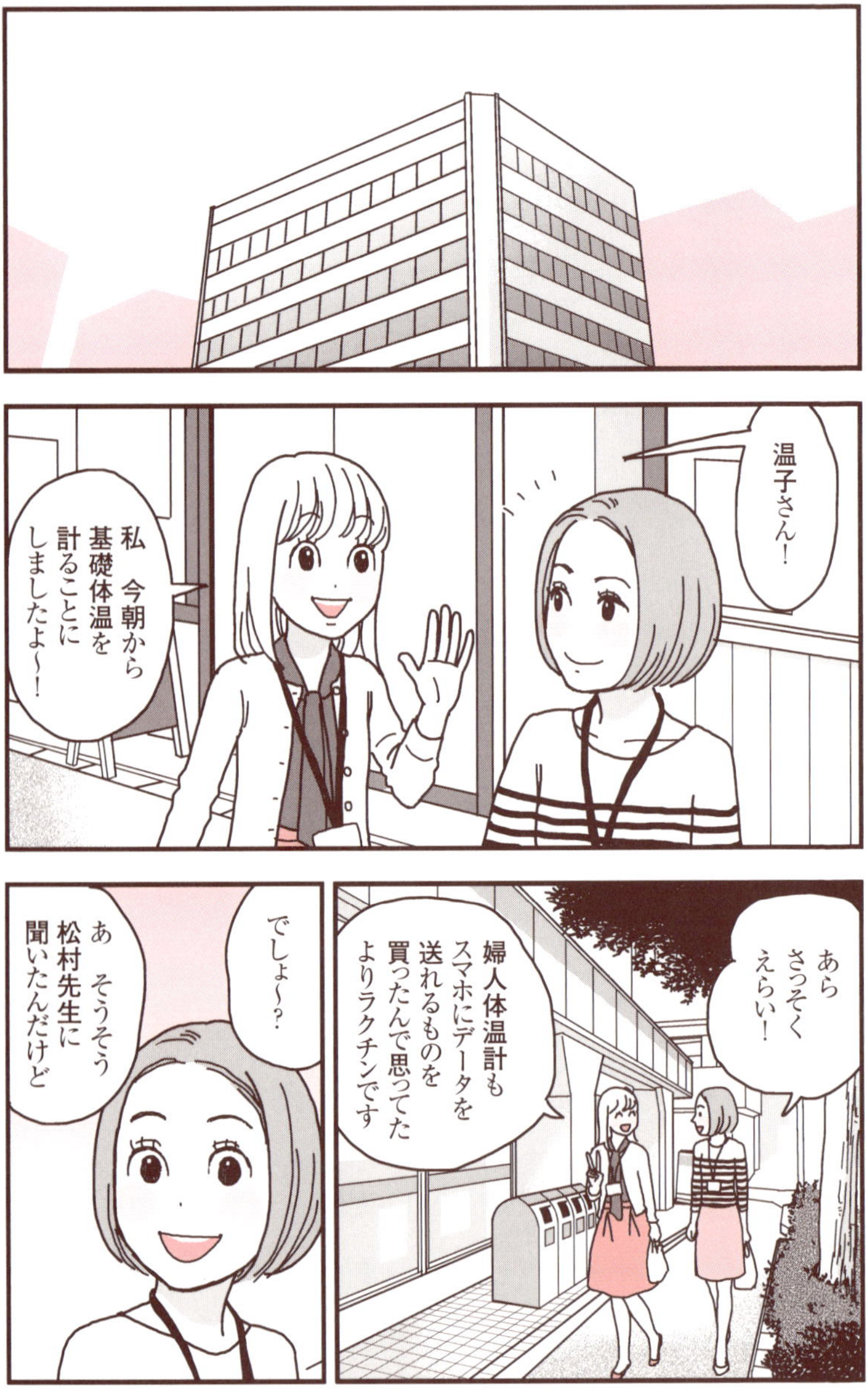
温子さん！
私　今朝から基礎体温を計ることにしましたよ～！
あら　さっそくえらい！
婦人体温計もスマホにデータを送れるものを買ったんで思ってたよりラクチンです
でしょ～？
あ　そうそう　松村先生に聞いたんだけど

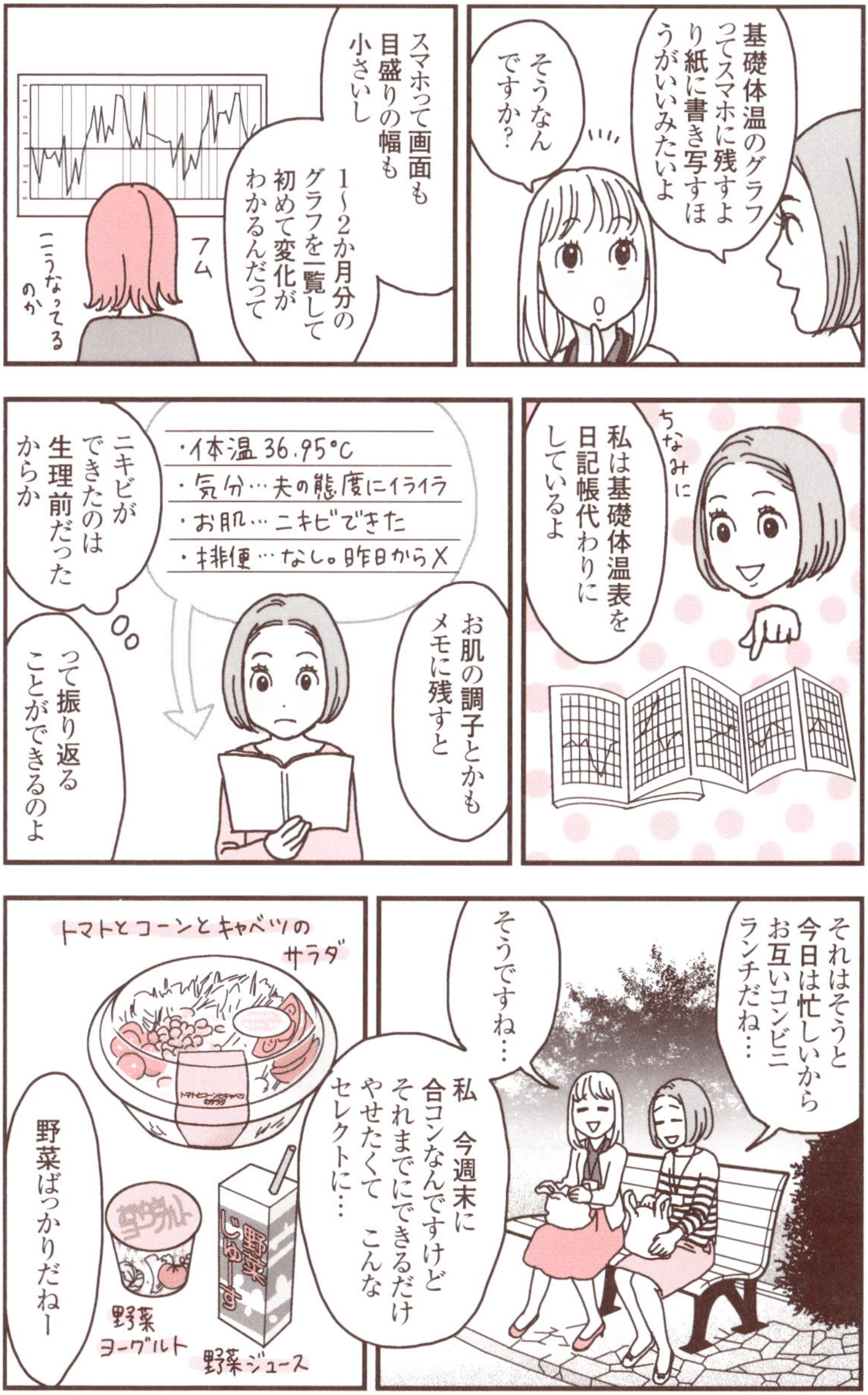
基礎体温のグラフってスマホに残すより紙に書き写すほうがいいみたいよ
そうなんですか？
スマホって画面も目盛りの幅も小さいし
1～2か月分のグラフを一覧して初めて変化がわかるんだって
フム
こうなってるのか
ちなみに
私は基礎体温表を日記帳代わりにしているよ
お肌の調子とかもメモに残すと
・体温 36.95℃
・気分…夫の態度にイライラ
・お肌…ニキビできた
・排便…なし。昨日から×
ニキビができたのは生理前だったからか
って振り返ることができるのよ
それはそうと今日は忙しいからお互いコンビニランチだね…
そうですね…
私 今週末に合コンなんですけど それまでにできるだけやせたくて こんなセレクトに…
トマトとコーンとキャベツのサラダ
野菜ヨーグルト
野菜じゅーす
野菜ジュース
野菜ばっかりだね一

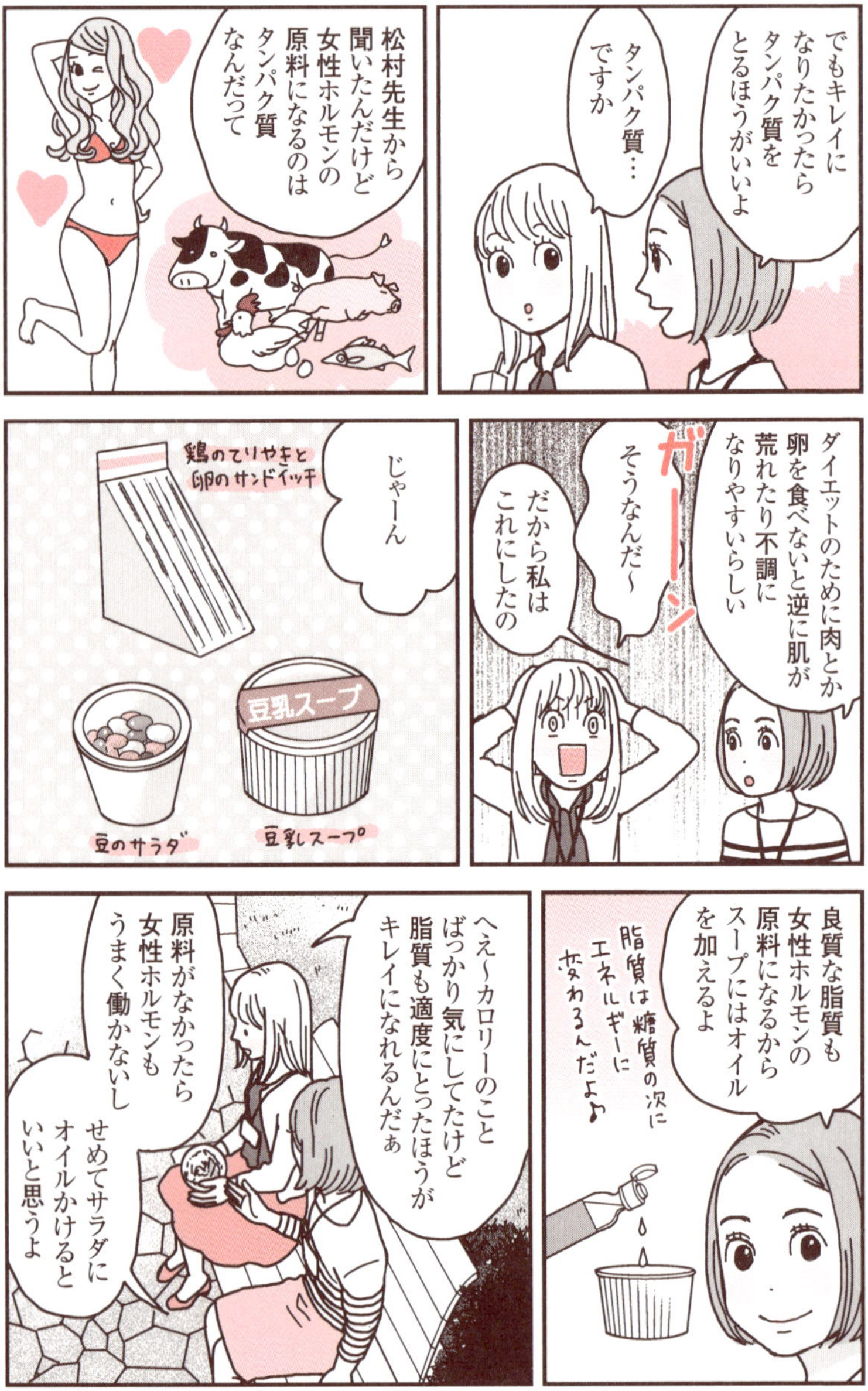
でもキレイになりたかったらタンパク質をとるほうがいいよ
タンパク質…ですか
松村先生から聞いたんだけど女性ホルモンの原料になるのはタンパク質なんだって
ダイエットのために肉とか卵を食べないと逆に肌が荒れたり不調になりやすいらしい
ガーン
そうなんだ～
だから私はこれにしたの
じゃーん
鶏のてりやきと卵のサンドイッチ
豆乳スープ
豆のサラダ
豆乳スープ
良質な脂質も女性ホルモンの原料になるからスープにはオイルを加えるよ
脂質は糖質の次にエネルギーに変わるんだよ♪
へえ～カロリーのことばっかり気にしてたけど脂質も適度にとったほうがキレイになれるんだぁ
原料がなかったら女性ホルモンもうまく働かないし
せめてサラダにオイルかけるといいと思うよ

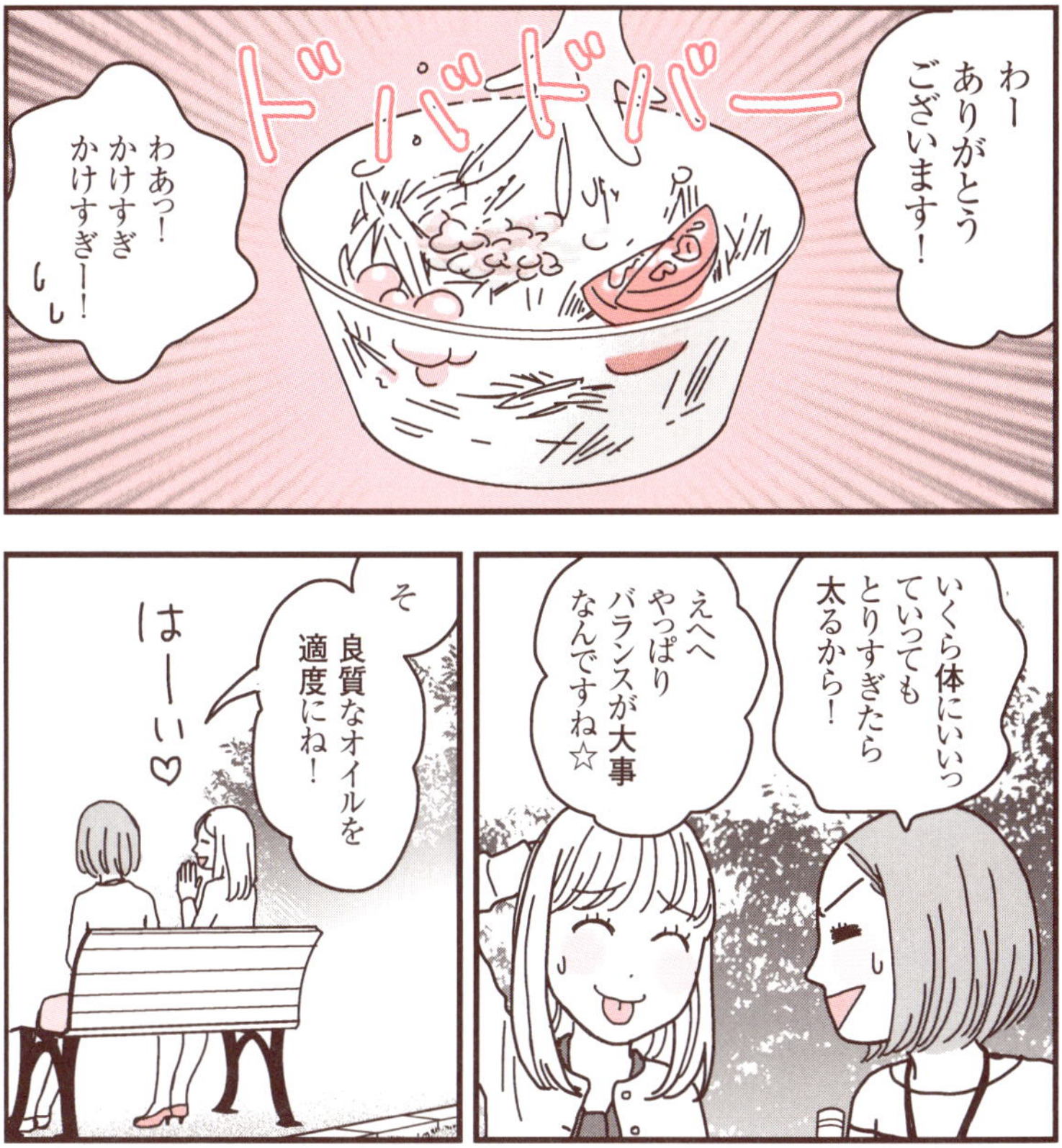
わー
ありがとう
ございます！
ドバドバー
わあっ！
かけすぎ
かけすぎー！
いくら体にいいっ
ていっても
とりすぎたら
太るから！
えへへ
やっぱり
バランスが大事
なんですね☆
そ
良質なオイルを
適度にね！
はーい♡

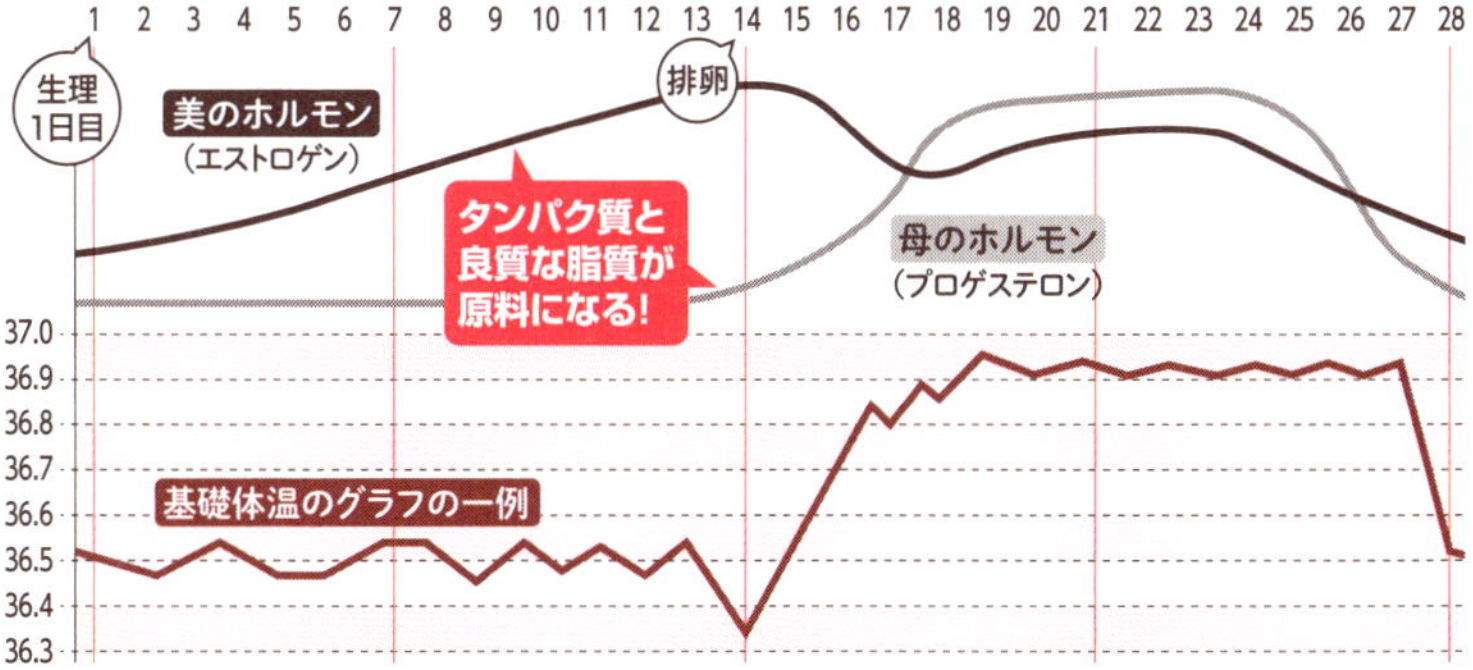
1 2 3 4 5 6 7 8 9 10 11 12 13 14 15 16 17 18 19 20 21 22 23 24 25 26 27 28
生理
1日目
排卵
美のホルモン
（エストロゲン）
タンパク質と
良質な脂質が
原料になる！
母のホルモン
（プロゲステロン）
37.0
36.9
36.8
36.7
36.6
36.5
36.4
36.3
基礎体温のグラフの一例

タンパク質

肉には良質な動物性タンパク質が含まれます

筋肉や臓器、ホルモンの原料となる大事な成分

タンパク質は、糖質、脂質とともに「3大栄養素」とよばれます。この3つは人間のエネルギーを生みだすもとになります。

タンパク質にはさらに、血液や筋肉、臓器などをつくるという大きな役割があります。その意味でもっとも重要な栄養素といえるでしょう。

タンパク質は英語で「プロテイン」といいますが、これはギリシャ語の「第1のもの」が語源。タンパク質の大切さは、名前にも表れているのです

牛肉

牛肉に含まれるタンパク質には、人間の体内ではつくれない「必須アミノ酸」がバランスよく含まれます。牛肉などの動物性タンパク質には、植物性タンパク質に比べて体内への吸収率が高いという長所もあります。

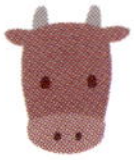

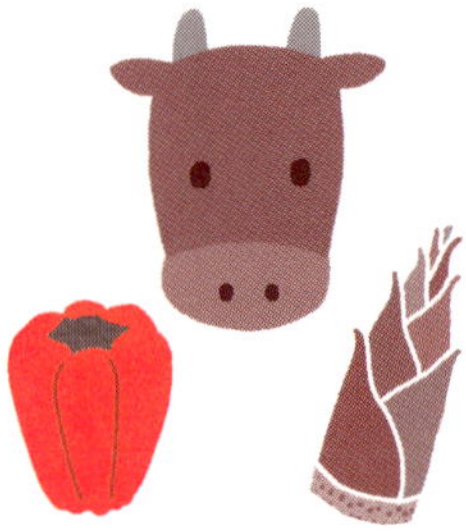

チンジャオロースー（P73）

美肌づくりにもタンパク質は不可欠

キレイになるための何よりの秘訣は、女性ホルモン（エストロゲンやプロゲステロン）が十分に分泌される体をつくることです。

ホルモンがきちんと出ていてこそ、美肌もメリハリのあるボディも手に入るのです。

では女性ホルモンは何からつくられるのでしょう？

それは、食事からとるタンパク質や脂質です。特にタンパク質は大事な原料ですから、しっかりとるようにしましょう。

豚肉

豚肉のタンパク質にも、牛肉と同じように必須アミノ酸がバランスよく含まれています。豚肉は、糖質をエネルギーに変えるビタミンB1を多く含んでいるのも特長で、体力や免疫力を増強するのに役立ちます。

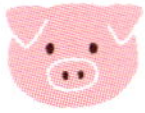

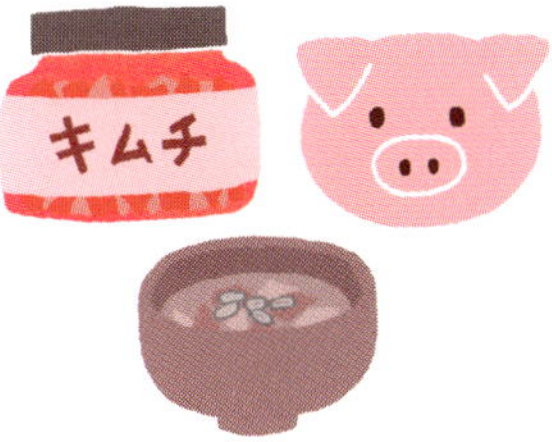

豚キムチ味噌汁(P76)

鶏肉

鶏肉も必須アミノ酸をバランスよく含んでいます。皮を除けば牛肉や豚肉に比べて低カロリーで、味にくせがなく、しかもタンパク質の含有量が多いのが特長。ダイエットのため肉を控えている人も安心して食べられます。

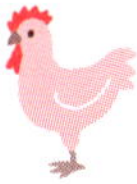

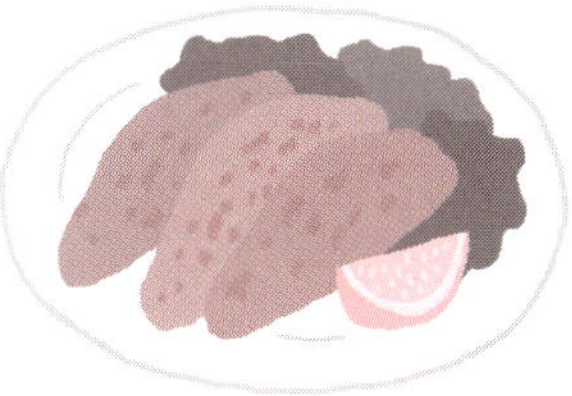
ささみのパン粉焼き(P132)

万病のもとの冷えにもタンパク質が効く

日本人の平均体温は、戦前は36・89℃でした。ところが今は、平熱が35℃台という人も珍しくありません。若い人でも慢性的な冷えに悩んでいます。

「冷えは万病のもと」といわれるように、低体温は、便秘やむくみなど、さまざまな不調をもたらします。食事や運動、湯たんぽで体を温めるなどの工夫をしながら、ぜひ改善していきましょう。

食事で心がけたいのは、タンパク質をよくとり、十分な筋肉をつけることです。筋肉がしっかりつけば基礎代謝が上がります。食後に熱を生みだしやすい栄養素も、タンパク質がナンバーワンなのです。

タンパク質

魚や卵、乳製品もバランスよくとりましょう

レバー

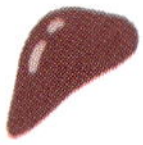

レバーとは、動物の肝臓のこと。一般によく食べられているのは牛や豚、鶏のレバーです。レバーのうち約20％がタンパク質で、必須アミノ酸のバランスも良好です。ビタミン類の含有量が抜群に多いのも特長です。

レバーのトマト煮（P133）

魚

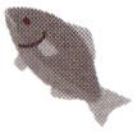

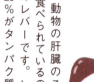

魚のタンパク質も、肉のタンパク質と同じようにすぐれた栄養源です。肉に比べて低脂肪で低カロリーな点も安心。また、白身魚には内臓脂肪の蓄積を抑える効果があるといわれています。

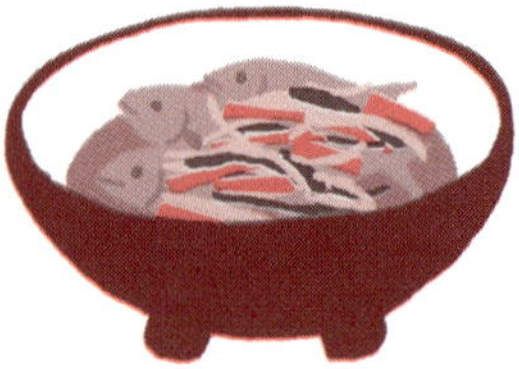

小あじの南蛮漬け（P133）

食事のたびに片手1杯分をとろう

タンパク質の1食あたりの目標量は、おおよそ片手1杯分です。肉や魚なら、だいたい1切れ分くらい。この量をぜひ目安にしてください。おそらく「今まではそんなにとっていなかったわ」という人が多いのではないかと思います。

外食するときは特に炭水化物にかたよりがち。肉や魚のメインディッシュがあるメニューを意識して選びましょう。

卵

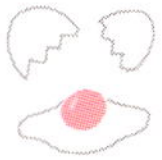

あらゆる料理に活躍する卵は、昔から滋養強壮に効果がある食べ物として重宝されてきました。とりわけタンパク源としてとても優秀で、プロテインスコア（タンパク質の品質をあらわす指標）は最高レベルです。

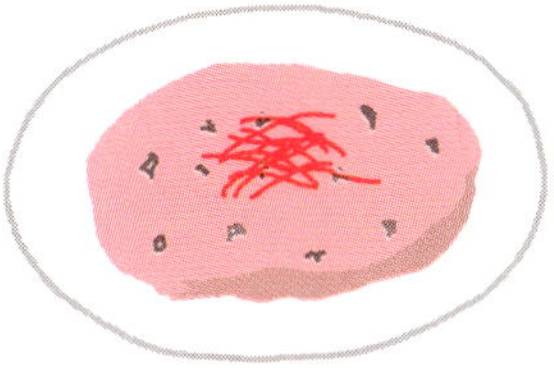

カニ玉（P72）

牛乳

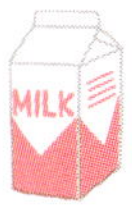

「完全栄養食品」とうたわれる牛乳は、タンパク質をはじめ、脂肪、ビタミン類、カルシウムなどのミネラル類を豊富に含んでいます。ただ、人により体質に合う合わないがあり、日本人には合わない人も多いようです。

チーズなどの乳製品

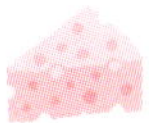

牛乳を加工してつくられる食品には、チーズ、バター、ヨーグルトなどがあります。いずれも原料となる牛乳と同様、タンパク質を豊富に含み、しかも牛乳そのものよりも保存が効くという利点があります。

現代女性の食生活ではタンパク質が不足しがち

今の女性たちがふだん食べているタンパク質の量は、総じて足りていません。食事を簡単にすませようとすると、パンやおにぎりだけ、または麺類だけとなりがちで、タンパク質の出番はどうしても少なくなるのです。タンパク質は筋肉をはじめとする体づくりの基本的な原料で、女性ホルモンの大事な原料でもあります。それなのに食べる量が足りず、さらに最近の便利な生活で大半の人が運動不足になっているため、筋肉は減る一方。

筋肉が足りないと代謝が下がり、血流は悪化し、体温も下がります。中には若いのに尿もれに悩む人までいるのです。

タンパク質

朝食でとりやすい大豆の植物性タンパク質

大豆

　大豆は植物性タンパク質の代表的な食材。「畑の肉」といわれるほどタンパク質を豊富に含んでいます。中性脂肪やコレステロールの値を下げたり、血糖値の急上昇を抑えてくれるのも大豆タンパクのうれしい働きです。

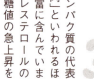

しらすと大豆の混ぜごはん
(P137)

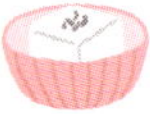

豆腐

　古くから食べられてきた豆腐は栄養豊富な食品です。すぐれた植物性タンパク質と、リノール酸などの不飽和脂肪酸、大豆レシチン、各種ミネラルやビタミンをバランスよく含みます。消化吸収のよさも抜群です。

豆乳味噌汁(P136)

発酵したタンパク質は朝の和食でとれる

　タンパク質は、発酵させることで体によりよいものに変わります。発酵とは、微生物がタンパク質などを分解し、人間にとって有益な物質をつくりだすこと。発酵によって、もとの食材にはないおいしさが生まれたり、保存性が高まったりします。

　大豆を発酵させてつくるのが納豆や味噌、しょうゆ。これらを食べると腸の働きが整い、血流が改善します。朝から和食を心がけると、これらを自然とよくとるようになるでしょう。

納豆

大豆からつくられる納豆も良質のタンパク源。しかも必須アミノ酸をバランスよく含んでいる優秀な食品です。ビタミンB2やB6は大豆より多く含まれ、消化がよい分、栄養素が体内で活用されやすいのも特長です。

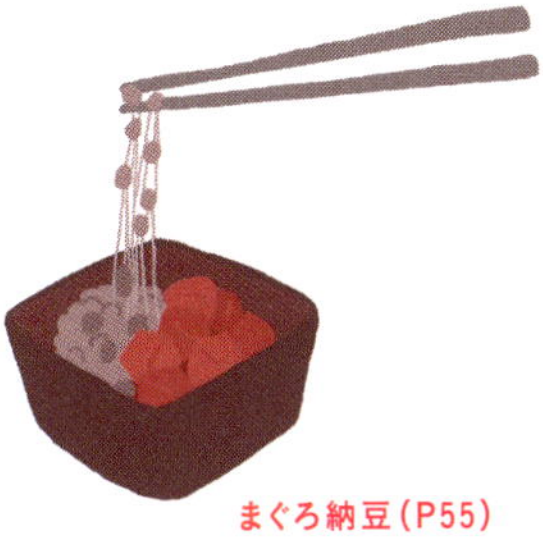
まぐろ納豆（P55）

豆乳

大豆を水に浸してすりつぶし、煮つめてこしたものが豆乳です。豆腐やゆばの原料となるものですが、そのまま飲むこともでき、特にダイエット食品として人気です。血圧やコレステロール値を下げる働きもあります。

その他、タンパク質を多く含む食材

以上のようにタンパク質は、肉、魚、卵、大豆&大豆製品、牛乳&乳製品にたっぷり含まれています。すでに挙げたほかに、さけ、かつお、あじ、あさり、おからなどにも豊富に含まれています。

豆乳を飲むより自前のホルモンが大事

「大豆イソフラボンは女性ホルモン（エストロゲン）に似た働きをする」と聞いて、豆乳をせっせと飲んでいませんか？

大豆イソフラボンでエストロゲンの働きを補う必要があるのは、更年期以降の話。若いうちはまだまだ自前のエストロゲンが分泌されるはずです。もし十分に分泌されていないなら、分泌できる体にすることが先決ですよね。

また、大豆イソフラボンの効果は、腸内細菌により「エクオール」という物質に変換されることによって得られます。この細菌をもつ日本人は約半数といわれており、若い世代ほど少ない傾向にあります。

いつもとりたい
1〜7日目（生理中）
8〜14日目（生理後）
15〜21日目（排卵後）
22〜28日目（生理前）
なるべく避けたい

良質な脂質

効率よくエネルギーを生みだせる栄養素

糖質の2倍にあたるエネルギーを生む

脂質は、タンパク質や糖質と並ぶ「3大栄養素素」の1つです。その中でも脂質は、高いエネルギーを効率的に生みだすことができる、とてもパワフルな栄養素です。1gの脂質から生みだされるエネルギーは、およそ9キロカロリー。これは糖質の約2倍にあたります。

脂質はまた、細胞膜や血液の成分としても重要です。皮下にたくわえられることで体温を一定に保つ役割も果たします。

いわしなどの青魚

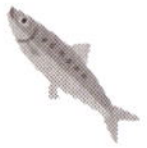

いわしをはじめとする青魚（さば、あじ、かつおなど）の脂には、EPAやDHAといった不飽和脂肪酸が豊富に含まれています。EPAは血栓を防ぎ、DHAは脳の働きを高めることで注目されています。

ナッツ類

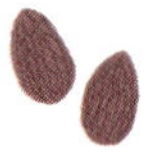

アーモンド、カシューナッツ、ピスタチオナッツ、マカダミアナッツといったナッツ類は、脂質とタンパク質に富み、各種ミネラルも含んでいます。ただし、カロリーが高いのでとりすぎには注意しましょう。

女性ホルモンの原料としても不可欠

P22のコラムに書いたように、脂質は、タンパク質と同じように、女性ホルモンの大事な原料になります。

ダイエット中は、とにかく油っぽいものを敬遠しがちですが、脂質はエネルギー源としてだけでなく、女性ホルモンや細胞膜など、健康な体をつくるために欠かせないのです。

えごま油

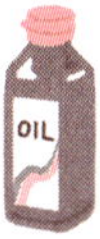

えごまはシソ科の一年草で、大葉(青じそ)とよく似ています。種子に含まれる豊富な脂質は、日本でかなり古くから「えごま油」として利用されてきました。健康によい必須脂肪酸のαリノレン酸を豊富に含んでいます。

アマニ油

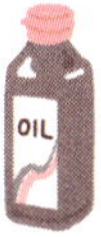

アマ(亜麻)という植物の種から抽出された油です。必須脂肪酸の1つで、人間の脳の健康に欠かせないω3系脂肪酸を含んでいることで注目されています。血圧や血糖値を抑える効果もあるといわれます。

グリーンナッツオイル

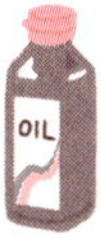

南米ペルー原産のインカグリーンナッツという植物の種実から採取される油です。必須脂肪酸の1つで、細胞膜をつくるω3系脂肪酸のαリノレン酸や、強い抗酸化力をもつビタミンEを豊富に含みます。

その他、脂質を多く含む食材

このほかに脂質を多く含むものには、くるみや、オレイン酸の多いオリーブオイルやキャノーラオイル(菜種油)、ω6系脂肪酸のリノール酸の多いサフラワー油(紅花油)、ひまわり油、コーン油、ごま油などがあります。

脂質の控えすぎは疲労や肌荒れを招く

脂質の1日あたりの目標量は、総エネルギーの20%から30%です。

脂質の摂取が足りないとエネルギー不足になるため、疲れやすく、やる気も出にくくなります。肌も荒れがちになるので、ダイエット中でも適量の脂質はとるようにしましょう。ただし、とりすぎるとエネルギー過多で肥満になりかねないので、注意しましょう。

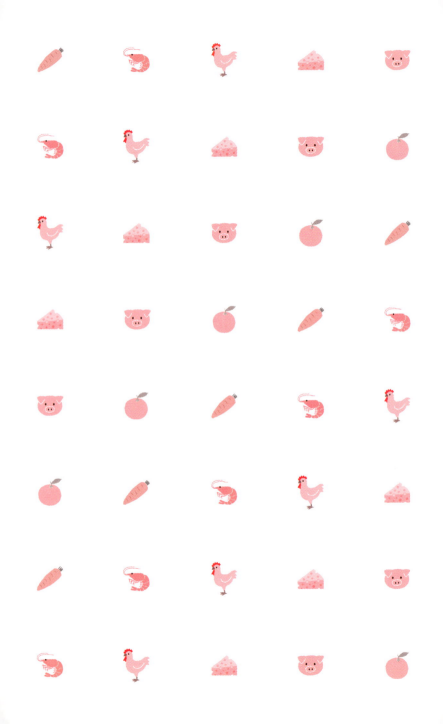

生理1日目〜7日目

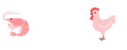

ブルーな生理中におすすめの食材&レシピ

●この時期の体調
・女性ホルモンは低め安定
・生理痛や貧血に注意
・体温が下がるので冷え対策を
・生理前のむくみは解消する

●この時期のお肌
・過剰な皮脂の分泌はおさまる

●この時期の心の調子
・生理の不快感によってテンション低めになる人も
・PMSが重かった人は気分スッキリ

●この時期の腸内
・生理前の便秘はやわらぐが、
その反動で下痢ぎみになる人も

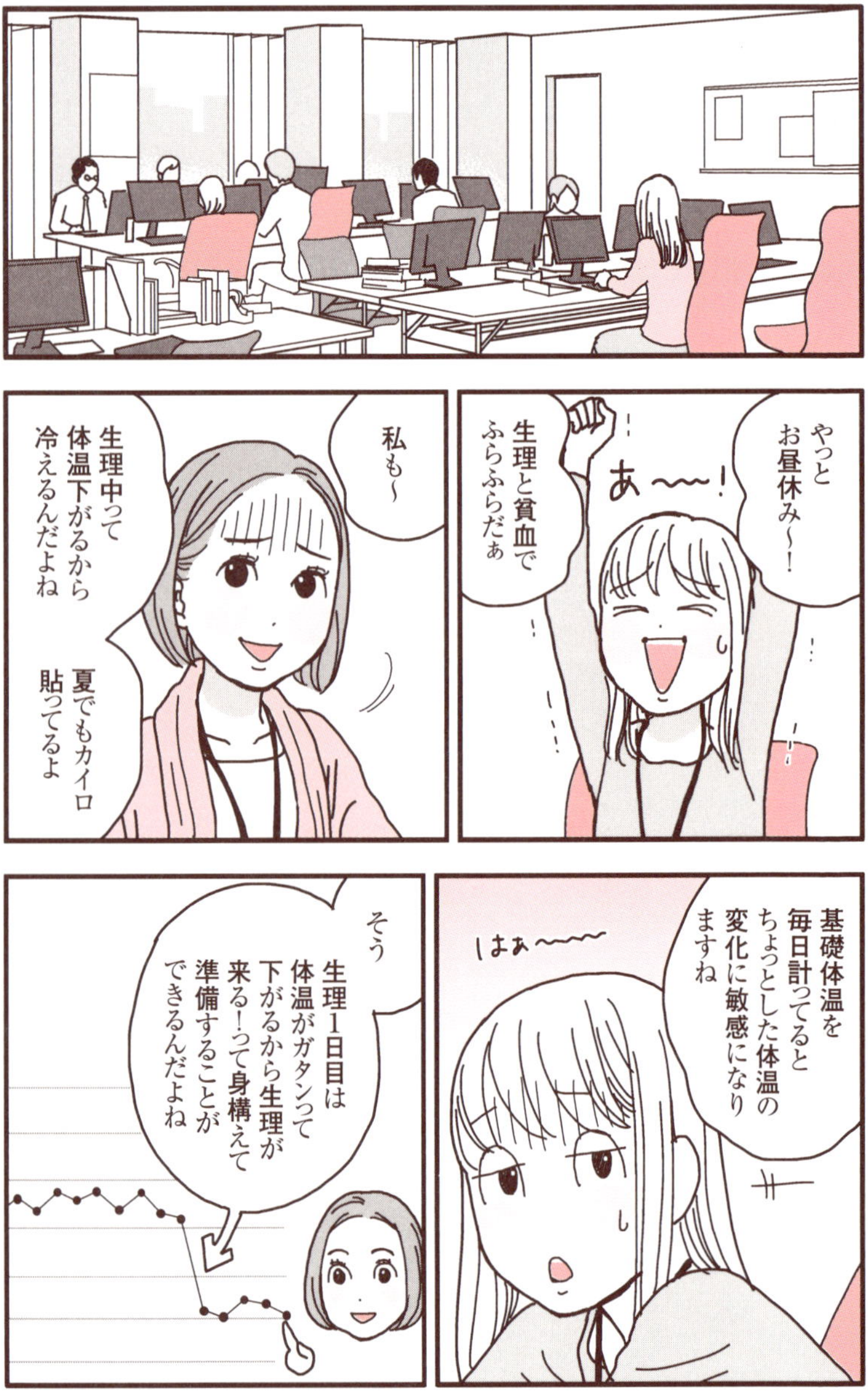
やっと
お昼休み〜！
あ〜〜！
生理と貧血で
ふらふらだぁ
私も〜
生理中って
体温下がるから
冷えるんだよね
夏でもカイロ
貼ってるよ
基礎体温を
毎日計ってると
ちょっとした体温の
変化に敏感になり
ますね
はぁ〜〜〜
そう
生理1日目は
体温がガタンって
下がるから生理が
来る！って身構えて
準備することが
できるんだよね

● 1〜7日目(生理中)のグラフ例

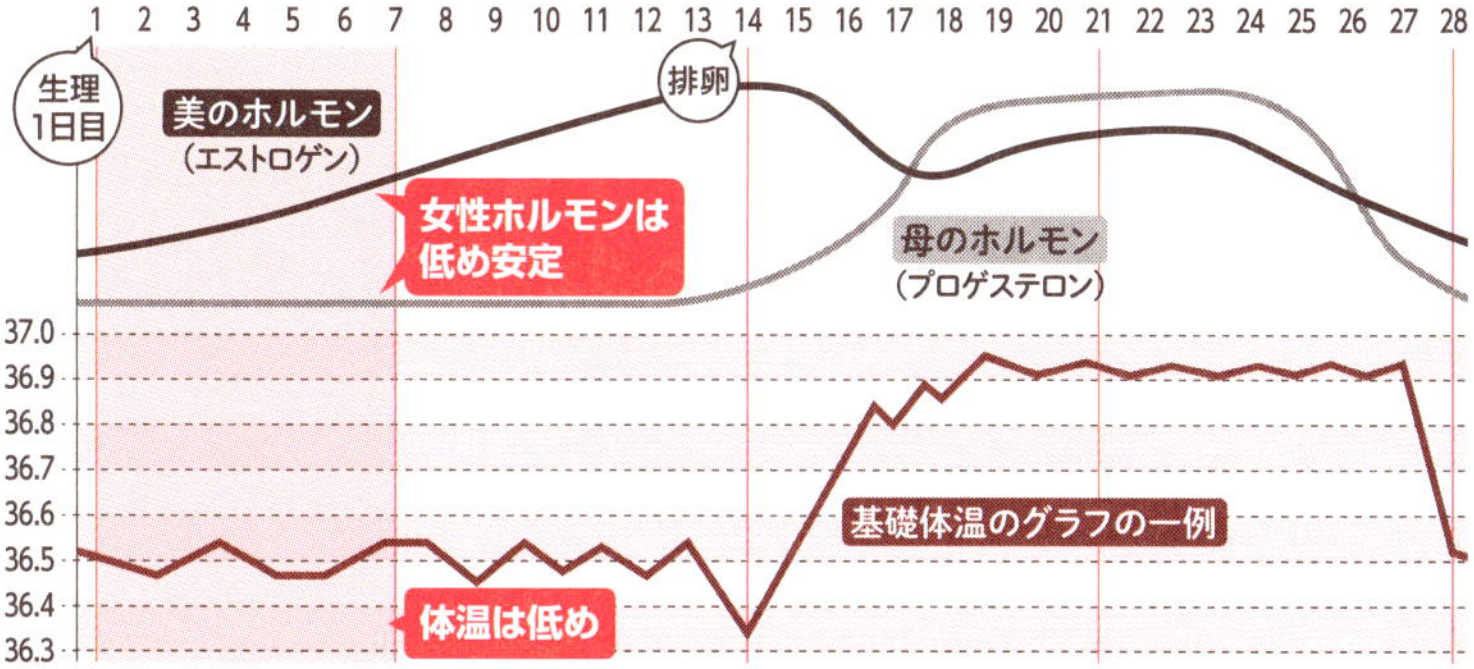

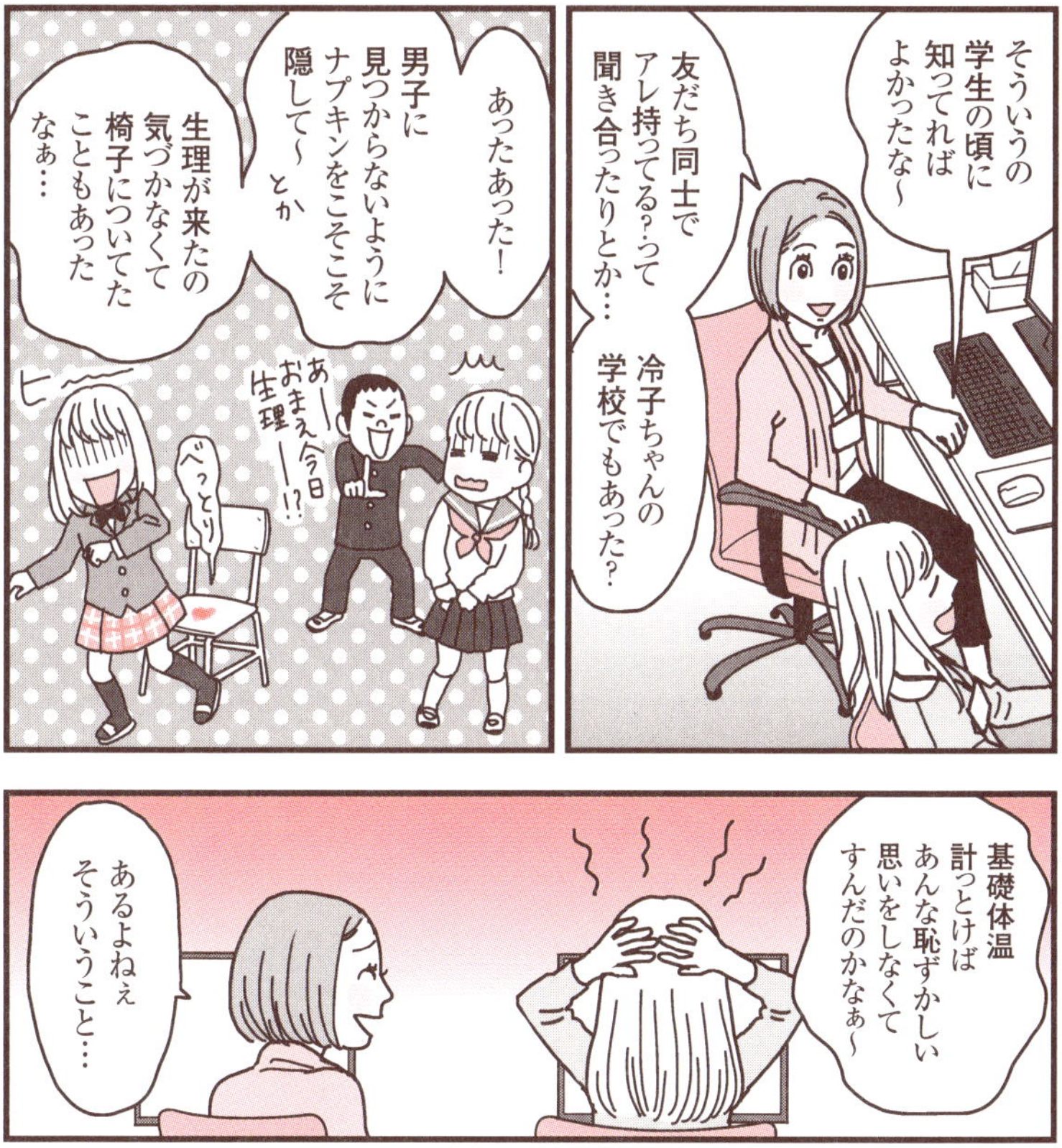

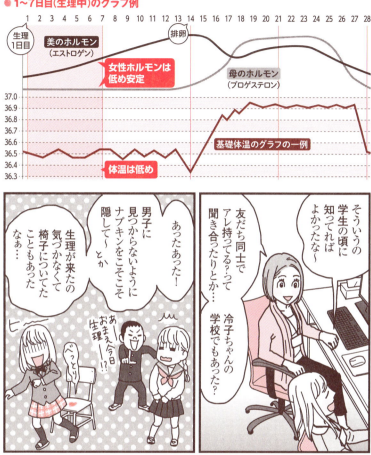

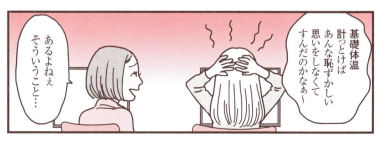

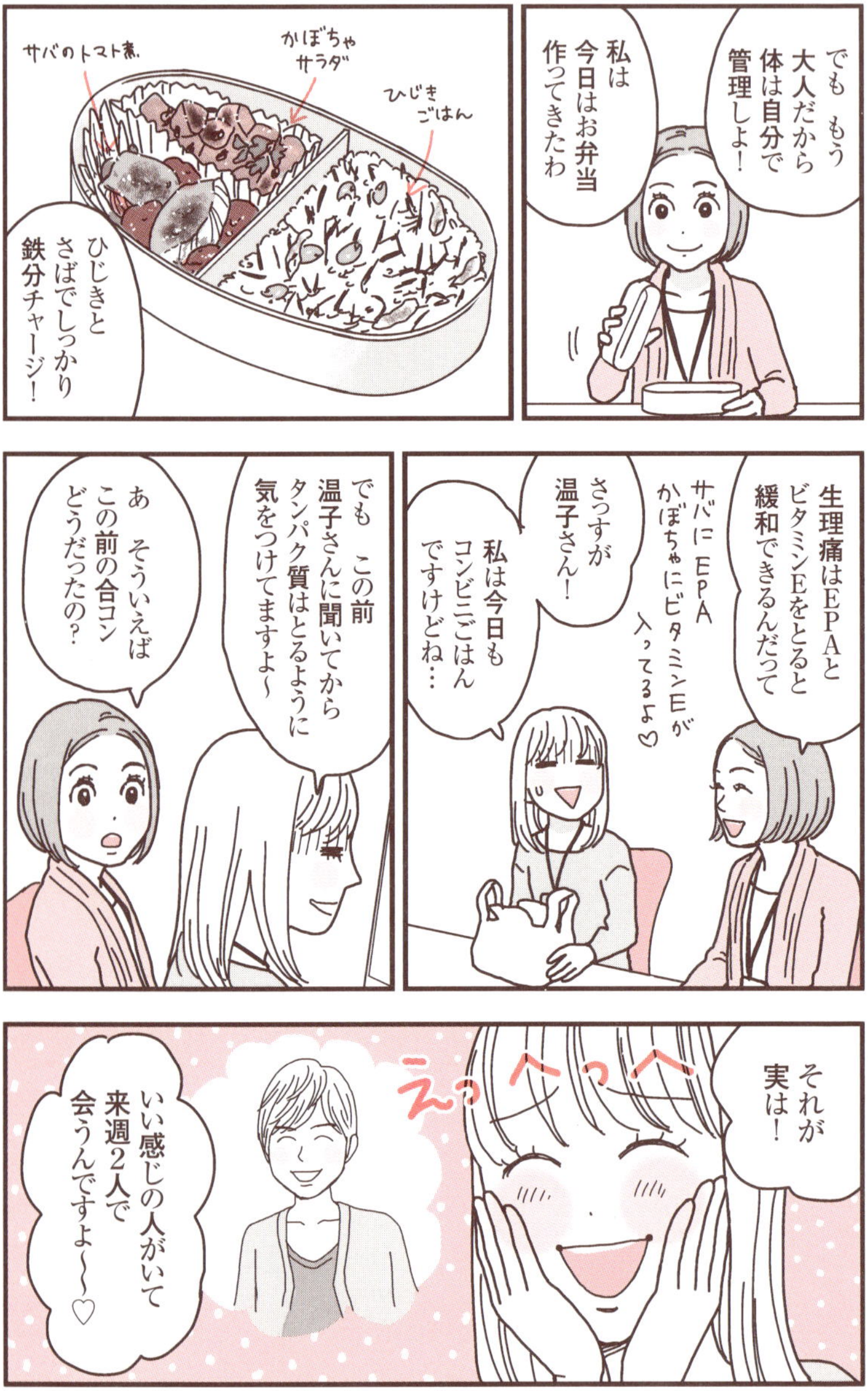

でも　もう大人だから体は自分で管理しよ！
私は今日はお弁当作ってきたわ
サバのトマト煮
かぼちゃサラダ
ひじきごはん
ひじきとさばでしっかり鉄分チャージ！
生理痛はEPAとビタミンEをとると緩和できるんだって
サバにEPA かぼちゃにビタミンEが入ってるよ♡
さっすが温子さん！
私は今日もコンビニごはんですけどね…
でも　この前温子さんに聞いてからタンパク質はとるように気をつけてますよ〜
あ　そういえばこの前の合コンどうだったの？
それが実は！
えっへっへ
いい感じの人がいて来週2人で会うんですよ〜〜♡

よかったじゃない！どんな人～？今度会わせてよ！
やだー気が早いですよっ
でも生理が始まったら体重が減ったしお気に入りのワンピ着れそうでホッとしてます♡
そうなんだー生理前のむくみがひどい人って体重が2～3キロ増えるっていうもんね
私そのタイプなんですよ～
冷子さんは…
生理前に2～3キロ増えて生理が始まると体重が減る
ビフォー
ぱっつん
ぱっつん
アフター
しゅっ
温子さんは…
生理前にイライラしてたけど生理が始まると穏やかになる
ビフォー
イラ
イラ
アフター
生理痛とか貧血はつらいけど
そういう面では生理が始まるとラクになりますよねー
ほんとにねー
ちなみに生理後はデートにいちばん絶好の時期らしいよ
ほんとですか⁉
キャーたのしみー

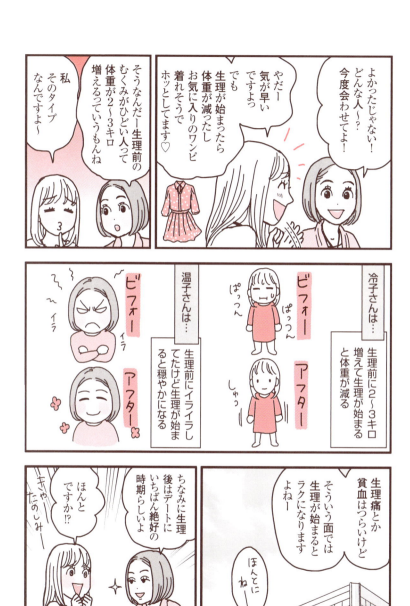

鉄分

肉や魚の「ヘム鉄」は体に吸収されやすい

全身に酸素を運ぶ ヘモグロビンの成分

鉄分は、肺から取りこまれた酸素を全身に運ぶ血液中のヘモグロビンの成分となります。体内にある鉄分のうち7割は血液中に、残り3割は、血液中の鉄分が不足したときに備えて肝臓や骨髄などにたくわえられています。

女性は毎月生理で血液を失うので、どうしても鉄分が不足しがち。男性より意識的にとる必要があります。心を安定させるセロトニンというホルモンをつくるのにも鉄分が必要です。

牛肉（ヘム鉄）

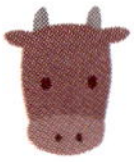

牛肉はすぐれたタンパク源であるうえに鉄分も豊富。特に赤身の部分に鉄分が多く含まれています。牛肉の鉄分は、動物性食品に多い「ヘム鉄」です。比較的吸収されやすいので貧血ぎみの人は積極的にとりましょう。

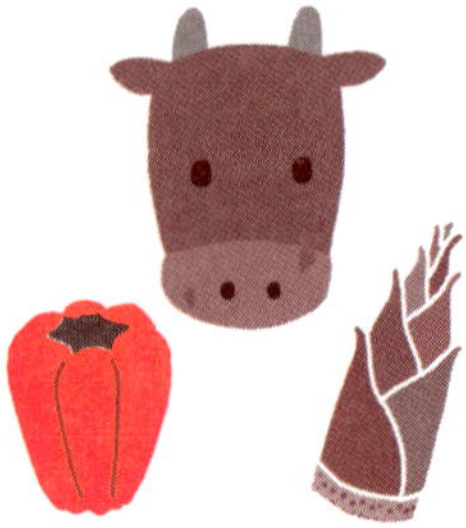

チンジャオロースー（P73）

吸収率の高いヘム鉄を タンパク質と一緒に

鉄分には「ヘム鉄」と「非ヘム鉄」があります。ヘム鉄は主に牛肉、豚肉、レバー、いわしなどの動物性食品に含まれています。ヘム鉄は非ヘム鉄に比べて吸収率が高いので、効率よく鉄分をとることができます。

鉄の吸収をさらにうながすのが、タンパク質です。タンパク質は赤血球の主成分でもあるため、良質な動物性タンパク質をしっかりとることは、二重の意味で貧血の予防につながるのです。

レバー（ヘム鉄）

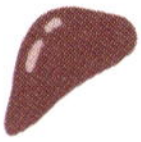

貧血対策になる食材として、レバーを思い浮かべる人は多いでしょう。鉄分の吸収をうながすタンパク質もたっぷりなので、鉄分補給にはうってつけ。貧血ぎみの女性が食べたい食材の筆頭です。

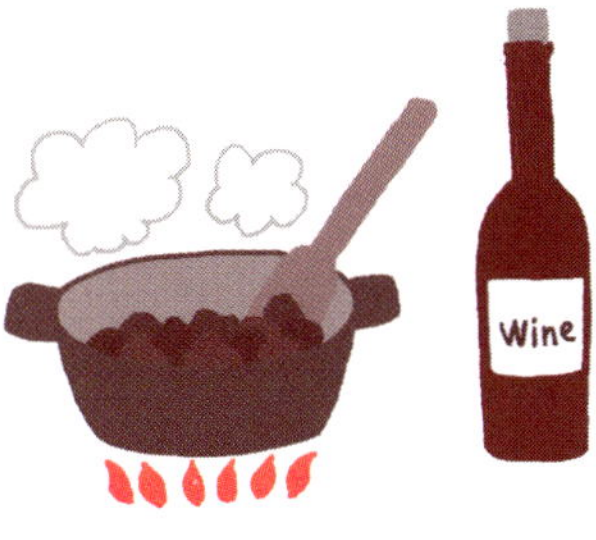

鶏レバーの赤ワイン煮（P52）

豚肉（ヘム鉄）

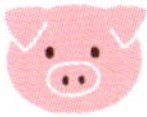

肉類の中で消費量ナンバーワンの豚肉は、幅広い料理に使える食材です。豚肉も、牛肉ほどではないものの、ヘム鉄が豊富に含まれています。豚肉には脂身も多いですが、鉄分は赤みの濃い部分に多く含まれています。

いわし（ヘム鉄）

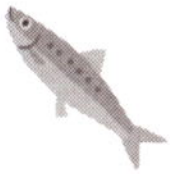

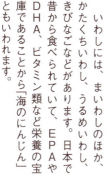

いわしには、まいわしのほか、かたくちいわし、うるめいわし、きびなごなどがあります。日本で昔から食べられていて、EPAやDHA、ビタミン類など栄養の宝庫であることから「海のにんじん」ともいわれます。

生理で失われる鉄分を食べ物から補うには？

鉄分の1日あたりの推奨量は、月経のある成人女性の場合、10・5mgとされています。さらに理想をいえば、1日に12mgはとりたいところです。成人男性の推奨量7・5mgと比べ、成人女性にはおよそ1・5倍の鉄分の摂取が必要なのです。

12mgというのは、小松菜でいうと約2束、枝豆でいうと約32粒から摂取できる量です。

鉄分は、体内では血液中のヘモグロビンを構成する成分となるので、摂取量が足りないと、「鉄欠乏性貧血」になってしまうことがあります。

成長期の女性、月経のある女性、妊産婦は、特に意識してとるようにしましょう。

鉄分

赤身の魚や貝にも鉄分はたっぷり含まれます

かつお（ヘム鉄）

かつおはタンパク質が獣肉以上に豊富で、不飽和脂肪酸のＥＰＡやＤＨＡが含まれているなど、とても栄養価の高い魚です。鉄分も多く含み、特に「血合い」の部分に豊富。体力低下時の滋養強壮にぴったりな食材です。

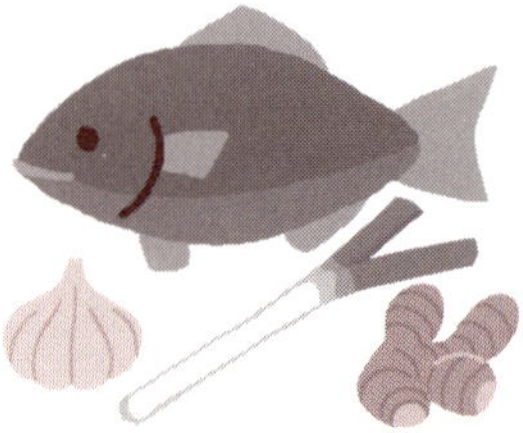

かつおのたたき（P53）

まぐろ（ヘム鉄）

まぐろにも鉄分が豊富に含まれます。特に赤身の部分に多いので、貧血の予防や改善をしたいときには、トロより赤身を積極的に食べるようにしましょう。まぐろは不飽和脂肪酸のＥＰＡやＤＨＡも豊富です。

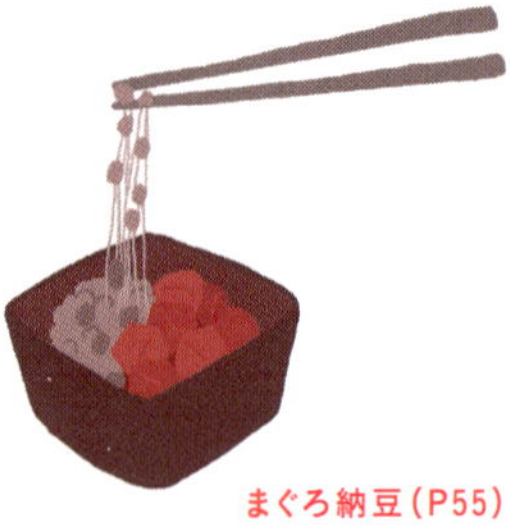

まぐろ納豆（P55）

「鉄欠乏性貧血」は多くの不調の原因に

鉄分が不足すると、女性に多い「鉄欠乏性貧血」になる危険性があります。貧血になると全身に酸素が十分いきわたらなくなるため、立ちくらみ、めまい、耳鳴り、頭痛、肩こり、疲れやすい、子宮内膜の質の悪化などさまざまな症状が出てきます。

息切れや動悸、アカンベーをするとまぶたの裏が青白いというのは、貧血が進んでいる証拠。精神的な落ち込みやイライラ、ＰＭＳにも鉄分不足がかかわっている可能性があります。

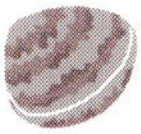

あさり（ヘム鉄）

日本各地でとれるあさりは、良質なタンパク質を含み、脂質は少なめ。動脈硬化などに効果がある「タウリン」もたっぷり含んでいます。鉄分も多いので、味噌汁や酒蒸しなどで食卓にとりいれましょう。

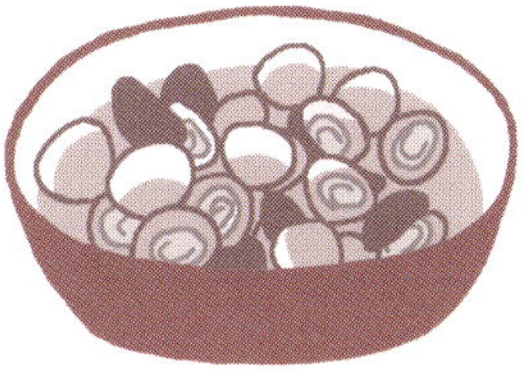

あさりのワイン蒸し（P52）

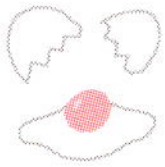

卵（ヘム鉄）

昔から「食べると精がつく」といわれてきた完全栄養食品です。必須アミノ酸が理想的なバランスで含まれるほか、ビタミンA、B群や、吸収のよい鉄分も豊富。調理法もバラエティに富んでいます。

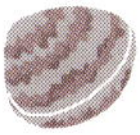

しじみ（ヘム鉄）

しじみには肝臓をいたわる成分が豊富に含まれているので、飲酒する人にお勧めの食材として知られています。レバー並みともいわれる鉄分や、ビタミンB12も多いので、貧血ぎみの人にもお勧めといえます。

女性に多い少食は慢性的な鉄不足のもと

女性は男性に比べると、もともと少食です。しかも美容とダイエットを意識して、サラダだけ、ヨーグルトだけというような、かたよった食事をしている人も少なくありません。

そこで不足してしまうものの筆頭が、鉄分です。女性には毎月、生理による出血があるため、ますます慢性的な鉄不足に陥りやすくなります。

女性に不足しがちな栄養素はタンパク質とカルシウムと鉄分の3つ。この中でも鉄分は、男性よりも多くとらなければならない唯一の栄養素です。

ここにご紹介する食材を、貧血に陥りがちな生理中には特に意識して食べましょう。

鉄分

植物性の「非ヘム鉄」はビタミンCと一緒に

ひじき（非ヘム鉄）

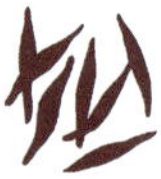

日本人は昔からコンブ、ワカメ、モズク、ひじきなどの海藻をよく食べてきました。海藻類の特徴は「ヨード」というミネラルを多く含むことで、特にコンブに豊富です。鉄分の含有量が抜群に多いのは、ひじきです。

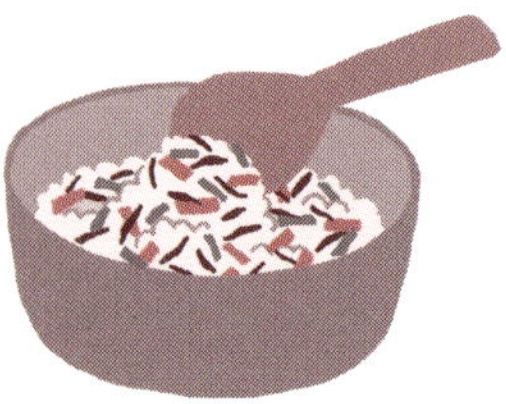

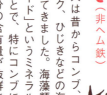

ひじきごはん（P57）

ほうれん草（非ヘム鉄）

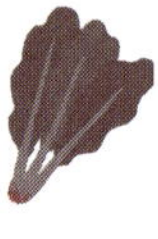

ほうれん草と聞くと、この野菜を食べてガッツポーズを決めるポパイの姿を思い出す人もいるでしょう。ほうれん草には体を元気にするミネラルやビタミンがたっぷり。鉄の含有量は、野菜の中でも有数の多さです。

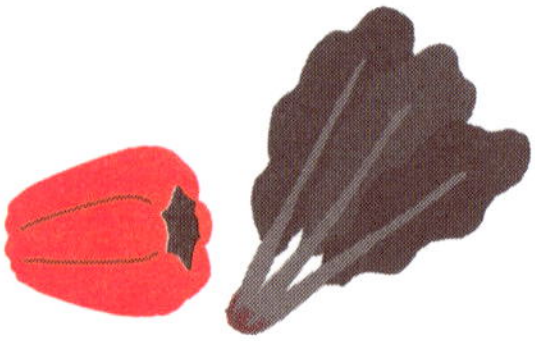

ほうれん草と赤ピーマンのおひたし（P54）

鉄欠乏症状が重いときはヘム鉄のサプリを

鉄分の摂取不足で鉄欠乏症になると、P38のコラムに挙げたような症状が出てきます。人によっては自覚症状がない場合もありますが、いずれにせよ深刻な鉄不足は、ほかのさまざまな不調をも引き起こしてしまいます。

まずは鉄分の多い食事を心がけ、それだけでは補いきれない場合、ヘム鉄のサプリをとることも検討しましょう。

小松菜（非ヘム鉄）

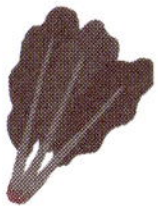

小松菜は、栄養がとても豊富な緑黄色野菜です。小松川（東京都江戸川区）というところで栽培されはじめたためこの名がついています。野菜の中でもカルシウムの含有量はダントツに多く、鉄分もきわめて豊富です。

黒ごま（非ヘム鉄）

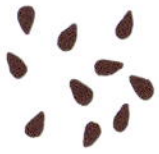

禅僧たちの精進料理では、肉の代わりにごまが多用されてきました。それは、ごまの小さな1粒の中に、必須アミノ酸や不飽和脂肪酸をはじめとする栄養がぎゅっと詰まっているからです。黒ごまは鉄分も豊富です。

納豆（非ヘム鉄）

「畑の肉」といわれるくらいタンパク質が豊富な大豆。発酵させると、さらに消化吸収しやすいアミノ酸をたっぷり含んだ納豆に変わります。納豆はカルシウムや鉄分が多く、女性にとって貴重な食材の1つです。

その他、鉄分を多く含む食材

このほかに鉄分が多い食材としては、菜の花、枝豆、レンズ豆、生揚げ、がんもどきなどがあります。貧血は予防が肝心。動物性食品に多いヘム鉄と、植物性食品に多い非ヘム鉄をバランスよくとりましょう。

植物性食品の非ヘム鉄はビタミンCとあわせて

鉄分のうち「非ヘム鉄」は、ひじきなどの海藻や、小松菜やほうれん草などの野菜、穀類、豆類といった植物性食品に含まれています。

非ヘム鉄には、そのままでは吸収されにくいという性質があります。動物性食品に含まれる「ヘム鉄」の吸収率が10～30％なのに対し、非ヘム鉄の吸収率はわずか5％程度なのです。

ただ、野菜や果物に多く含まれるビタミンCと一緒にとると、非ヘム鉄はヘム鉄に変わり、吸収される率がアップします。貧血の予防に鉄分は必須です。非ヘム鉄からとるときにはビタミンCも一緒にとるといいでしょう。

ビタミンE

アンチエイジング効果が期待できるビタミン

血行をうながして細胞の老化を防止する

ビタミンEは、4種類ある「脂溶性ビタミン」のうちの1つです。私たちの体内では細胞膜に広く存在しており、血行促進や、強い抗酸化作用をもつことが知られています。

この抗酸化作用が細胞の老化を防いでくれるので、ビタミンEをきちんととれば、アンチエイジングの効果が期待できます。血液中のコレステロールの酸化も防いでくれるため、生活習慣病を予防するうえでも心強いビタミンです。

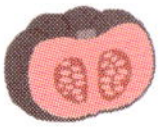

かぼちゃ

冬至に食べることでおなじみのかぼちゃは、ビタミンE含有量が野菜の中でもトップクラスです。ビタミンCも多く、黄色い果肉にはβ《ベータ》カロテンが豊富。いずれもガンや生活習慣病予防に効く栄養素ばかりです。

かぼちゃのサラダ（P54）

末梢血管をひろげて さまざまな不調を改善

ビタミンEには、末梢血管をひろげる働きがあります。末梢血管がひろがると血行がうながされるため、血行の悪さから起きている冷え性や肩こり、頭痛などが改善されます。

血行がよくなれば代謝も上がるので、体内にある不要な老廃物や有害物質のデトックスもしやすくなるでしょう。

にら

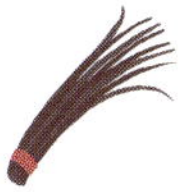

卵とじやレバにら炒めなどでおなじみのにらは、ビタミン類がとても豊富。にら1束で、1日のビタミンAの必要量はまかなえてしまいます。ビタミンEも多く、1日の必要量の約3分の1をとることができます。

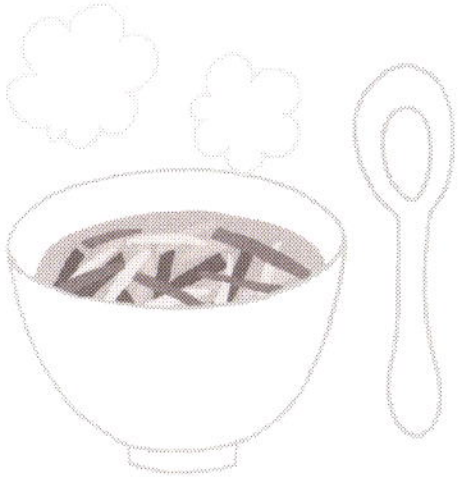

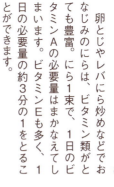

にらともやしのスープ（P56）

あんこうの肝

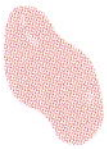

「東のあんこう、西のふぐ」といわれるほど、あんこうは昔から高級食材として大切にされてきました。「あん肝」とよばれる肝の部分には、ビタミンEをはじめとするビタミン類や不飽和脂肪酸が豊富に含まれます。

うなぎ

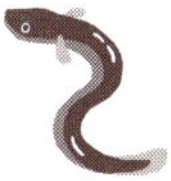

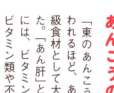

昔からうなぎは滋養強壮に向く食品として知られ、疲労や夏バテの解消によく食べられてきました。良質なタンパク質、AやEなどのビタミン類も多く、女性にとって大切な鉄分やカルシウムも豊富に含みます。

ホルモンのバランスも調整してくれる

ビタミンEは、アンチエイジングに効果のあるビタミンだといわれています。それはビタミンEに、強い抗酸化作用があるからです。

老化現象というのは、酸化によって体内に過酸化物質が生じることが原因で起こります。ビタミンEは、これを防ぐことで細胞の老化をくいとめてくれるのです。

ほかにもビタミンEは、血液中にあるコレステロールの酸化を防ぐので、生活習慣病を予防する効果も期待できます。

また女性ホルモンのバランスを調整し、生理不順や生理痛の改善をしてくれるという、うれしい働きもあります。

ビタミンE

アボカドやバジルにもビタミンEがたっぷり

アボカド

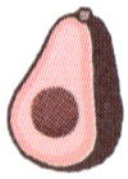

独特のコクのある味をもつアボカドは、「森のバター」とよばれるくらい栄養価の高い果物です。果物の中ではタンパク質含有量がナンバーワン。ほかに、良質な脂質と、ビタミンB群、Eがとても豊富です。

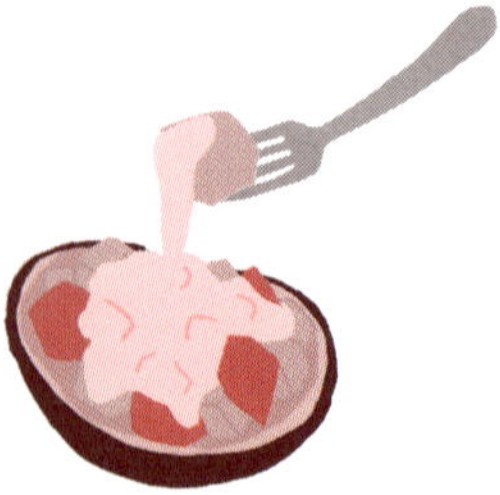

アボカドのグラタン(P102)

赤ピーマン

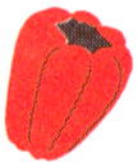

ピーマンといえば緑色のものがおなじみですが、最近はこれを完熟させた赤ピーマンや、パプリカ(黄)も人気です。赤ピーマンは緑のピーマンより甘く、栄養価も大きくリード。ビタミンCは2倍、Eは5倍です。

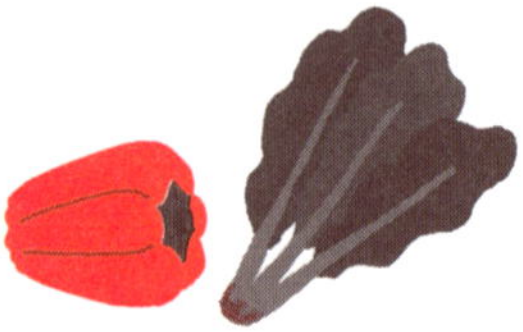

ほうれん草と赤ピーマンのおひたし(P54)

ビタミンAやCととると抗酸化作用がアップ

ビタミンEは、レバーやにんじんなどに多く含まれるビタミンAや、キャベツやいちごなどに多く含まれるビタミンCとともに、「抗酸化ビタミン」といわれています。

これらのビタミンを一緒にとると、相乗効果が得られます。つまり、単独でとる場合よりもいっそう高い抗酸化作用が期待できるのです。

バジル

バジリコパスタでおなじみのバジルは、シソ科のハーブの一種。トマトとの組み合わせでパスタやサラダ、ピザによく使われます。ビタミンE、β《ベータ》カロテンといったアンチエイジング効果の高い栄養素が豊富です。

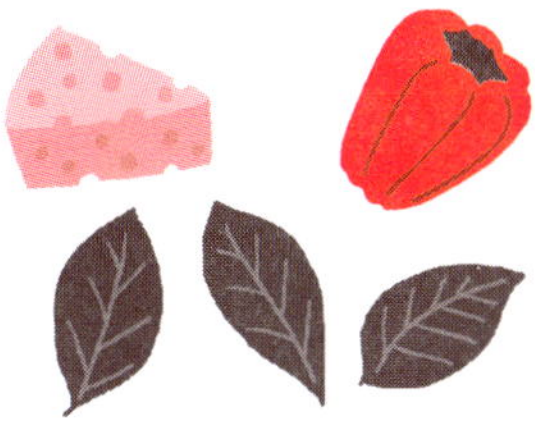

ジェノベーゼリゾット（P57）

卵黄

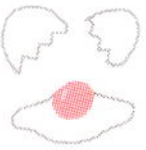

卵にはビタミンC以外のすべてのビタミンがそろっています。特に「黄身」とよばれている卵黄には、ビタミンAやD、そしてビタミンEが豊富。リンや鉄分、亜鉛、銅といったミネラル類も含まれます。

煎茶

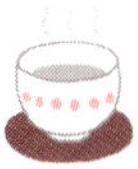

活性酸素を取りのぞく「カテキン類」をたっぷり含む煎茶は、ビタミンEの含有量も食品の中でトップクラス。ただしビタミンEは水に溶けにくいので、茶葉をこして飲むより抹茶を飲んだほうが摂取しやすいです。

植物性の油やナッツに多く含まれる

1日あたりのビタミンEの目安量は、成人女性の場合、6㎎とされています。

これをうなぎのかば焼きからとるとしたら串焼き約1・2串分、アーモンドでは約15粒、かぼちゃでは約5分の1個、モロヘイヤでは約5分の2束が目安となります。

ビタミンEは、ひまわり油、コーン油、大豆油などの植物性の油に豊富に含まれていますが、これらは古くなったり加熱したりすると酸化も進んでしまいます。酸化した油は、老化のもと。ビタミンEがもつアンチエイジング作用を無駄にしないよう、油は早めに使い切るようにしましょう。

ビタミンE

ナッツ類やごまなどの「命の種」にも豊富

アーモンド

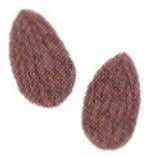

栄養価の高さから、ダイエットに活用されることもあるアーモンド。ビタミン類では特にビタミンEとB2が豊富です。成人女性の場合、ビタミンEはアーモンドを約15粒食べることで1日の目安量がとれます。

かぼちゃのサラダ（P54）

白ごま

すりごまや練りごまにしてよく使われる白ごまも、抗酸化力の強いビタミンEを豊富に含んでいます。ごまにしか含まれていない「ゴマグナリン」という成分も、アンチエイジングに効果があるといわれています。

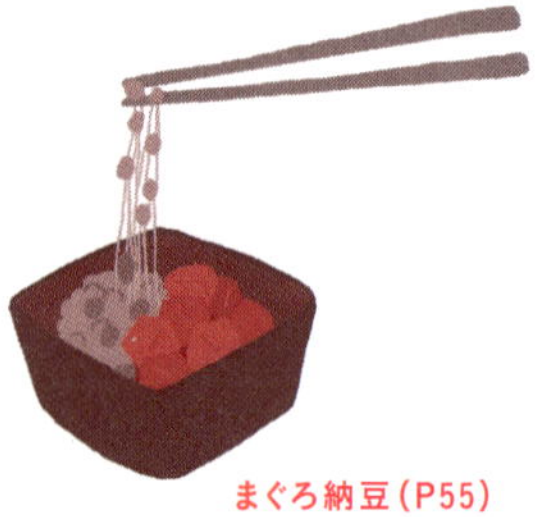

まぐろ納豆（P55）

ビタミンEの摂取で脂質をとりすぎないで

ビタミンEをとる際の注意点は、脂質をとりすぎないように気をつけることです。

ビタミンEは、ナッツ類、ひまわり油やコーン油、大豆油などの植物性の油に多く含まれています。

そのため、アンチエイジング効果を期待してとりすぎると、脂質が過剰になりがちなのです。

これを防ぐため、サプリメントを併用してとるなどの工夫もしましょう。

胚芽米《はいがまい》

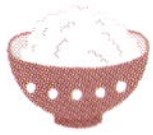

お米の栄養は、精米する過程で失われる外側のぬかにこそ含まれています。そこで最近は、玄米や、完全に精米されていない胚芽米や「分づき米」が人気。これらのお米にはビタミンEもしっかり含まれています。

モロヘイヤ

エジプトなどでよく食べられているモロヘイヤは、栄養価の高い緑黄色野菜です。β《ベータ》カロテンやビタミンB1、B2、C、Eといったビタミン類、カルシウムやマグネシウム、カリウムなどのミネラルも豊富です。

明太子《めんたいこ》

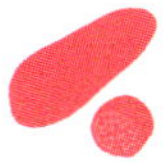

すけとうだらの卵巣を調味液に漬けてつくる明太子には、ビタミンB12やC、E、亜鉛が多く含まれます。買うときは原材料をよく確かめて、なるべく着色料や保存料が使われていないものを選ぶといいでしょう。

その他、ビタミンEを多く含む食材

ビタミンEを多く含む食品には、ほかにキングサーモン、まぐろ油漬け缶詰、子もちガレイ、サフラワー油、小麦胚芽などがあります。βカロテンやビタミンCと一緒にとって抗酸化力を高めましょう。

「命の種」には栄養が詰まっている

アーモンドやマカダミアナッツ、くるみ、カシューナッツなどのナッツ類を、私は「命の種」とよんでいます。

なぜならこれらは、動物でいえば卵や胎盤のようなもので、そこから生まれる命のための栄養分がギュッと詰まっているからです。特にタンパク質やビタミン、ミネラル類が豊富です。

ごま、松の実、かぼちゃの種、ぎんなんなども「命の種」。これらは老化防止の効果が期待できます。

注意したいのはカロリーが高いことですが、おやつとして適量を食べる分には問題ないでしょう。

辛味成分

代謝をうながし、脂肪の燃焼を助けてくれる

薬味やスパイスをデトックスに生かす

「辛いものが大好き」という女性は多いですよね。薬味としても重宝するしょうが、唐辛子などの野菜やスパイスは、冬は私たちの体を温め、夏には食欲を高めてくれます。

辛味成分には血行をうながす効果があるので、新陳代謝をよくし、デトックスも進めてくれます。脂肪を分解するのでダイエット効果も期待できます。

少量でも効果を発揮してくれるものばかりなので、料理に効果的に生かしましょう。

しょうが

しょうがは体を温め、食欲増進や発汗作用など多くのよい働きをしてくれます。漢方薬によく使われているのはそのためです。しょうがの辛味成分「ジンゲロン」や「しょうがオール」には強い殺菌力もあります。

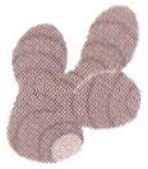

ねぎ

ねぎも薬味によく使われている野菜です。白い部分に特に多い辛味とにおいは、「アリシン（硫化アリル）」という成分によるもの。ねぎには血流をよくして体を温める作用、発汗作用があるので風邪にも効きます。

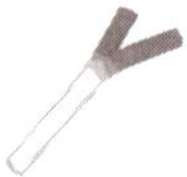

肝臓の解毒機能を高めてくれる

辛味成分の役割は、食欲を刺激し、料理をおいしくするだけではありません。

解毒の機能をもつ肝臓の血流量を増やし、その働きを高めてくれるのです。

つまり、辛いものを食べると、体にたまっていた老廃物などを効率よくデトックスできるということ。

辛いものを食べていっぱい汗をかき、体をスッキリさせましょう。

唐辛子

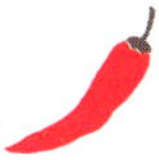

唐辛子といえば辛い食べ物の代表的存在です。あの強烈な辛さは「カプサイシン」という辛味成分によるもの。カプサイシンには食欲の増進、血行促進、発汗作用などがあります。唐辛子はビタミンCも豊富です。

にんにく

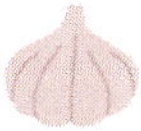

昔から食べられていたにんにくは、強壮効果の高い食材です。独特のにおいは「アリシン(硫化アリル)」によるもの。アリシンは疲労を回復させ、殺菌力を発揮して、食中毒や感染症を予防します。免疫力を高める働きも強力です。

青じそ

β《ベータ》カロテン、B1、B2、Cなどのビタミン類、鉄やカルシウムなどのミネラルが豊富。特徴ある香りの成分は「ペリルアルデヒド」といい、防腐・発汗・食欲増進作用、風邪の症状をやわらげる作用などがあります。

その他、辛味成分を多く含む食材

ほかに辛味成分を含む食材として、こしょう(辛味成分は「ピペリン」)、山椒《さんしょう》(辛味成分は「サンショオール」)、マスタードやわさび(辛味成分は「イソチオシアネート」)、玉ねぎ(辛味成分は「アリシン(硫化アリル)」)などがあります。

体にたまった脂肪の燃焼を助けてくれる

一時期流行った「唐辛子ダイエット」は、唐辛子に含まれる「カプサイシン」に注目したもの。カプサイシンには脂肪を分解する働きがあるのです。しょうがに含まれる「ジンゲロン」、大根に含まれる「イソチオシアネート」、わさびに含まれる「アリルイソチオシアネート」などの辛味成分にも、同様の働きがあります。辛味成分をとったうえで運動をすると、分解された脂肪が燃焼されやすくなります。

いくらダイエットやデトックスのためだからといって、辛いものをとりすぎるのもよくありませんが、この性質をうまく生かして食生活に取り入れていきましょう。

EPA

青魚に多く含まれる不飽和脂肪酸の一種

血液をサラサラにし、生理痛をやわらげる

脂質の主成分である脂肪酸は「飽和脂肪酸」と「不飽和脂肪酸」の2種類に大きく分けられます。飽和脂肪酸は、肉類などに多く含まれ、とりすぎると健康によくない影響があります。

不飽和脂肪酸は植物や魚の脂に多く含まれ、健康によい性質をもっているので、積極的にとりたいものです。EPA（エイコサペンタエン酸）もその1つ。血液をサラサラにして血行をよくし、生活習慣病やアレルギーを予防します。

あじ

マアジ、シマアジ、ムロアジなどの種類があるあじは、食卓におなじみの魚です。あじのおいしさはたっぷり含まれたアミノ酸によるものです。EPAやDHAといった不飽和脂肪酸や、タウリンも豊富です。

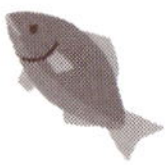

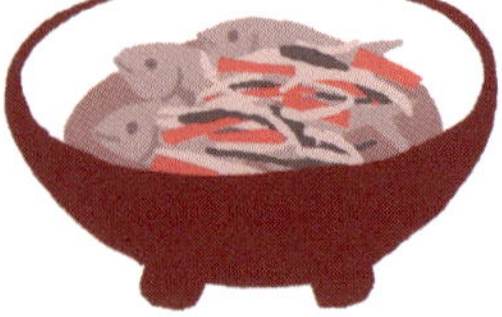

小あじの南蛮漬け（P133）

子宮の収縮を抑え生理痛をやさしく緩和

生理中のこの時期にEPAをとるとよい理由は、EPAが生理痛を改善してくれる栄養素だからです。

生理痛というのは「プロスタグランディン」というホルモンによって、子宮がぎゅっと収縮することで起こります。EPAはプロスタグランディンの産生を抑えてくれるので、子宮の収縮が抑えられ、その結果、生理痛がやわらぐのです。

さば

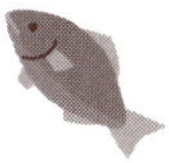

日本近海で多くとれるさばには、真《ま》さばとごまさばがあります。秋から冬にかけて脂がのり、おいしさが増します。その脂質にはＥＰＡやＤＨＡなどの不飽和脂肪酸が多く含まれ、ビタミンＢ２や鉄分も豊富です。

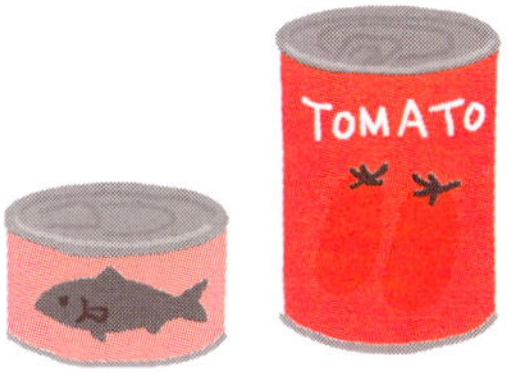

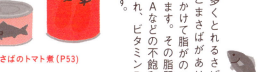

さばのトマト煮（P53）

さんま

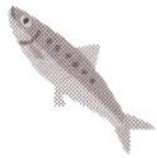

漢字で「秋刀魚」と書くように、秋に旬を迎える魚です。脂質の含有量が多くなるほどうまみが増します。ＥＰＡ、ＤＨＡのほか、ビタミンＤ、タウリン、ナイアシンなど体にいい成分がたっぷり含まれています。

その他、ＥＰＡを多く含む食材

ほかにＥＰＡを多く含む食材として、はまち、まいわし、かつお、本まぐろ、まだい、ぶり、うなぎ、あん肝（あんこうの肝）、すじこなどがあります。これらはＤＨＡを一緒に含んでいることが多いです。

肉が大好きな人ほどＥＰＡもとろう

子宮の収縮を抑え、生理痛をやわらげるＥＰＡ。それと反対の働きをするのが、肉類に多く含まれる「アラキドン酸」です。アラキドン酸は、子宮の収縮をうながす働きをするのです。

肉類をごく標準的な分量だけ食べている人には問題ないのですが、肉が何よりも好きで、年中肉ばかり食べている「肉食派」の人は要注意。アラキドン酸の値が高くなり、動脈硬化などの血管のトラブルが起きやすくなります。女性なら子宮の収縮が強くなり、その結果、生理痛がきつくなるのです。

肉を多くとっている人は、ＥＰＡも多くとってバランスをとるように心がけましょう。

1〜7日目(生理中)のおすすめレシピ

ワインで蒸すだけ！　香味野菜のねぎとともに

あさりのワイン蒸し 主菜

●材料(2人分)

あさり(殻付き)：200g【鉄分】【タンパク質】
にんにく：1かけ【辛味成分】
青ねぎ：1本【辛味成分】
白ワイン(料理用で可)：大さじ3
オリーブオイル：大さじ1【脂質】

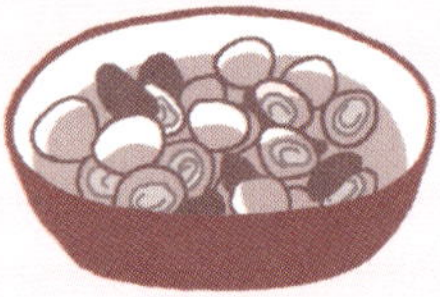

●作り方

①フライパンにオリーブオイル、つぶしたにんにくを入れてから、砂ぬきした殻付きあさりを入れ、蓋をし、火にかける。
②プツプツと音がしはじめたら白ワイン、刻んだ青ねぎを入れる。
③あさりの殻が全部あいたらできあがり。

鉄分豊富な鶏レバーをちょっとおしゃれな雰囲気に

鶏レバーの赤ワイン煮 主菜

●材料(2人分)

鶏レバー：150g【鉄分】【タンパク質】
しょうが：2かけ【辛味成分】
赤ワイン：1カップ
はちみつ：大さじ1
しょうゆ：大さじ1

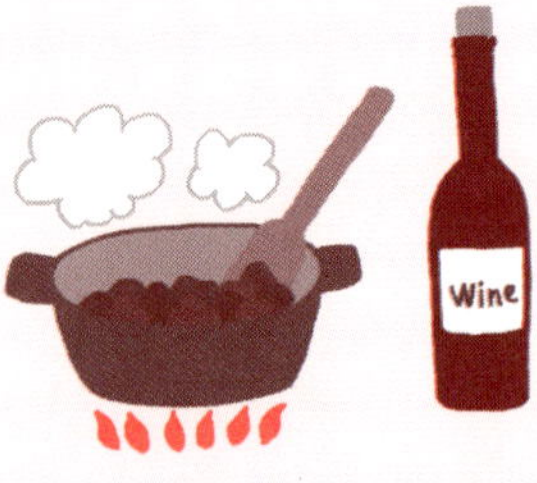

●作り方

①鶏レバーは血のかたまりを取りのぞき、水につけながら洗い、キッチンペーパーで水分を拭きとる。
②鍋にしょうがをスライスしたものを1かけ分だけ入れて湯をわかし、レバーを入れてさっとゆでる。
③別鍋に赤ワイン、はちみつ、しょうゆ、しょうがスライス1かけ分を入れてわかし、②のレバーを入れて煮汁が少なくなるまで10分ほど煮る(途中でアクが出たらとる)。

ヘム鉄、EPAが豊富なかつおを香味野菜たっぷりのタレで

かつおのたたき 主菜

●材料(2人分)

かつお刺身(サク):220g【鉄分】【EPA】【タンパク質】
オリーブオイル:大さじ1【脂質】
にんにく:1かけ【辛味成分】
大根:輪切り7cm分
青ねぎ:適宜【辛味成分】

[ドレッシング]
ポン酢:大さじ3
ごま油:小さじ1【脂質】
しょうがすりおろし:少々【辛味成分】

●作り方

①フライパンにオリーブオイル、つぶしたにんにくを入れてから火にかけ、かつおのサクを表面のみ、さっと全面焼き付ける。
②大根は千切り、青ねぎは小口切りにする。
③①のかつおを1cm程度の厚さに切り、①で焼いたにんにく、②の大根、青ねぎとともに皿に盛り、ポン酢、ごま油、しょうがのすりおろしをよく混ぜ合わせたものをかける。

においがあり調理しにくいさばも、缶詰なら手軽に骨ごといただける

さばのトマト煮 主菜

●材料(2人分)

さばの水煮缶:1缶【鉄分】【EPA】【タンパク質】
ホールトマト缶:1/2缶(200g)
玉ねぎ:1/2個【辛味成分】
バジル:少々【ビタミンE】
にんにく:1かけ【辛味成分】
オリーブオイル:適量【脂質】
塩:少々

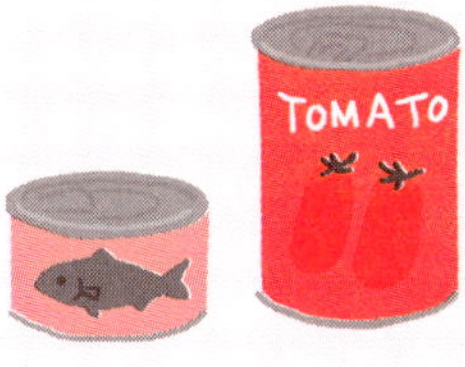

●作り方

①フライパンにつぶしたにんにく、オリーブオイル、みじん切りにした玉ねぎを入れてから火をつけ、炒める。
②玉ねぎに火が通ったら、ホールトマトをつぶしながら入れ、さばの水煮を汁ごと加えて煮込む。
③最後に刻んだバジルを入れ、塩で味をととのえる。

非ヘム鉄をビタミンCと一緒にとって効率よく吸収

ほうれん草と赤ピーマンのおひたし 副菜

●材料(2人分)

ほうれん草：1/2把【鉄分】
赤ピーマン：1個【ビタミンE】
かつおぶし：1つかみ【鉄分】
しょうゆ：大さじ2
白ごま：適量【ビタミンE】

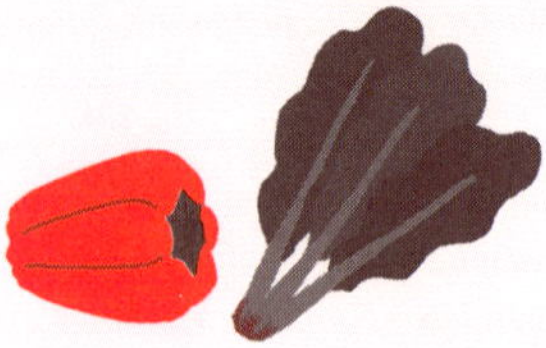

●作り方

①鍋に湯をわかし、くし切りにした赤ピーマンをさっとゆで、ゆであがったら取りだす。
②ほうれん草は、軸の部分をよく洗い、赤ピーマンをゆでた鍋でさっとゆでる。ゆであがったら取りだして、水気をしぼり、4cm程度に切る。
③ボウルなどに、ほうれん草、赤ピーマン、かつおぶし、しょうゆを入れてよく混ぜ合わせてから皿にのせ、最後に白ごまをふりかける。

かぼちゃ＆アーモンドでビタミンEの効果アップ

かぼちゃのサラダ 副菜

●材料(2人分)

かぼちゃ：1/4個【ビタミンE】
玉ねぎ：1/4個【辛味成分】
アーモンドスライス：1/2カップ【ビタミンE】
マヨネーズ：大さじ1と1/2
オリーブオイル：小さじ1【脂質】
塩：少々

●作り方

①かぼちゃは、ワタと皮をとり、やわらかくなるまでゆでたら、形が少し残る程度に軽くつぶす。
②玉ねぎは薄くスライスして水にさらして絞っておく。
③大きめのボウルにマヨネーズ、オリーブオイル、塩を混ぜ合わせておき、そこに①のかぼちゃ、②の玉ねぎ、アーモンドスライスを入れて混ぜ合わせる。

お手軽なのにEPA、鉄分、ビタミンEを一度にとれる優秀な一品

まぐろ納豆 副菜

●材料（2人分）

まぐろの刺身：120g
【鉄分】【EPA】【タンパク質】
納豆：1パック【鉄分】
青ねぎ：10cm分【辛味成分】
白ごま：小さじ1【ビタミンE】
しょうゆ：小さじ1

●作り方

① まぐろは2cm程度の角切り、または好みの大きさに切っておく。青ねぎは小口切りにしておく。
② 納豆は軽く混ぜてから、①のまぐろ、青ねぎ、白ごま、しょうゆと混ぜ合わせ、小鉢などに盛り付ける。

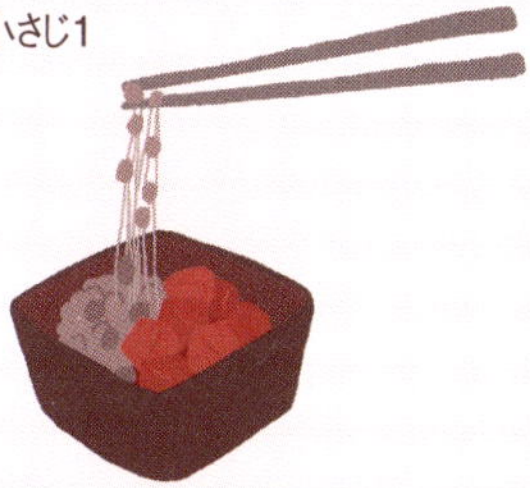

もう一品ほしいとき、和洋中どんな主食にもあう

キャベツの卵とじ 副菜

●材料（2人分）

キャベツ：大4枚
塩：ひとつまみ
卵：2個【ビタミンE】【鉄分】
かつおぶし：1つかみ【鉄分】
しょうゆ：小さじ2
オリーブオイル：大さじ1【脂質】

●作り方

① キャベツは大きめのざく切りにする。
② フライパンに水1/2カップをわかし、キャベツを入れて、さっとゆでてやわらかくなったら湯を捨てる。
③ ②のフライパンにキャベツを残したまま、強火にかけ、オリーブオイルをかけ、割りほぐした卵を入れて、さっくりと混ぜながら火を通す。
④ 皿に盛ってからかつおぶし、しょうゆをかける。

すりごまを加えてビタミンEの吸収＆風味アップ

にらともやしのスープ 汁物

●材料(2人分)

にら：1/2把【ビタミンE】
もやし：1つかみ
すりごま(白ごま)：小さじ1【ビタミンE】
鶏がらスープの素：大さじ1
ごま油：小さじ1【脂質】

●作り方

①鍋に水3カップ(分量外)を入れてわかし、洗ってひげをとったもやしを入れてゆでる。
②鶏がらスープの素、すりごま、3cm程度に切ったにらを加え、ひと煮立ちさせる。
③最後にごま油を入れてできあがり。

たっぷりの香味野菜でデトックス

セロリの香味コンソメスープ 汁物

●材料(2人分)

セロリ：1/3本【辛味成分】
玉ねぎ：1/2個【辛味成分】
スライスベーコン：1枚【タンパク質】
コンソメ顆粒：大さじ1

●作り方

①セロリは筋をとって3～5mm程度の輪切り、玉ねぎは皮をむいて薄切り、ベーコンは1cm程度の短冊切りにする。
②鍋に①をすべて入れて炒める。玉ねぎが透き通ったら、湯2カップ(分量外)とコンソメ顆粒を入れて5分ほど煮込む。

炊いたごはんにひじきを混ぜ合わせるだけの簡単調理

ひじきごはん 主食

●材料(2人分)

ごはん：2膳分
乾燥芽ひじき：5g【鉄分】
にんじん：輪切り3cm分
さやいんげん：4本
オリーブオイル：小さじ2【脂質】
しょうゆ：大さじ2
みりん：大さじ2

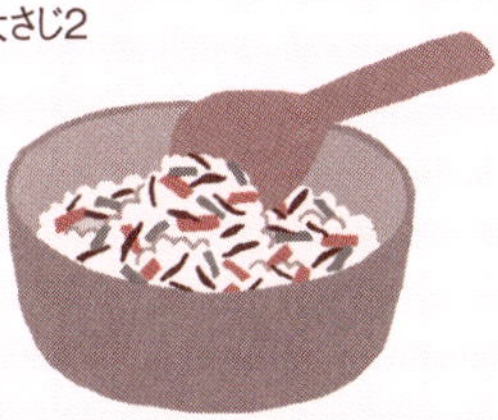

●作り方

①乾燥芽ひじきは、熱湯に10分ほど浸しておいてから軽く水を切っておく。にんじんは皮をむき、さやいんげんは筋をとってから、それぞれ小さく1cmの色紙切りにしておく。
②鍋にオリーブオイルと①を入れ、軽く炒めてから、水50cc(分量外)、しょうゆ、みりんを入れて水分が少なくなるまで煮る。
③ごはんに②を混ぜる。

バジル＆赤ピーマン＆チーズをあわせてビタミンE豊富

ジェノベーゼリゾット 主食

●材料(2人分)

コンビーフ：50g【鉄分】【タンパク質】
シュレッドチーズ：大さじ1【タンパク質】
牛乳：1カップ【タンパク質】
ごはん：2膳分
赤ピーマン：1/3個【ビタミンE】
ジェノバソース(バジルソース)：大さじ2【ビタミンE】

●作り方

①赤ピーマンはみじん切り、コンビーフはほぐして、ともに鍋に入れて軽く炒める。
②①の鍋に牛乳、ごはんを加えて水分が少なくなったら、シュレッドチーズとジェノバソースを加えて混ぜる。

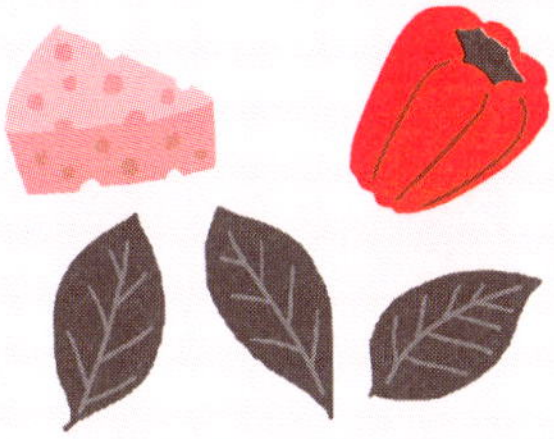

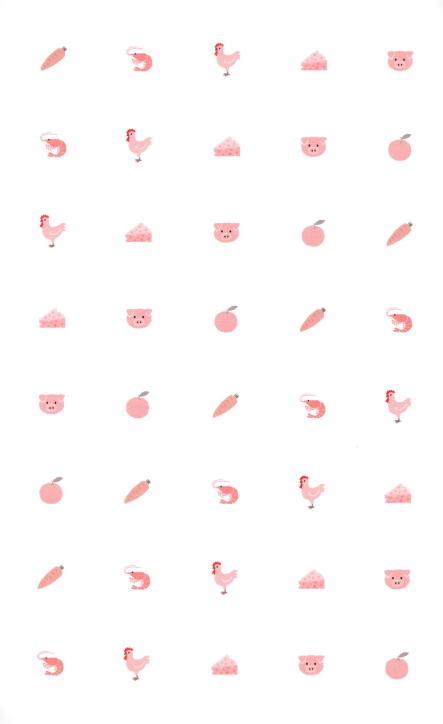

8日目〜14日目

生理後のキラキラ期に
おすすめの食材&レシピ

●この時期の体調
・1か月のうち、いちばん元気
（美のホルモンが優位に）
・多少の無理もきく
・代謝が上がり、ダイエットに最適

●この時期のお肌
・いちばんキレイな時期
・肌の水分量が増えてみずみずしくなる

●この時期の心の調子
・明るく前向きになる
・アグレッシブに動きまわれる

●この時期の腸内
・代謝が上がってお通じも良好

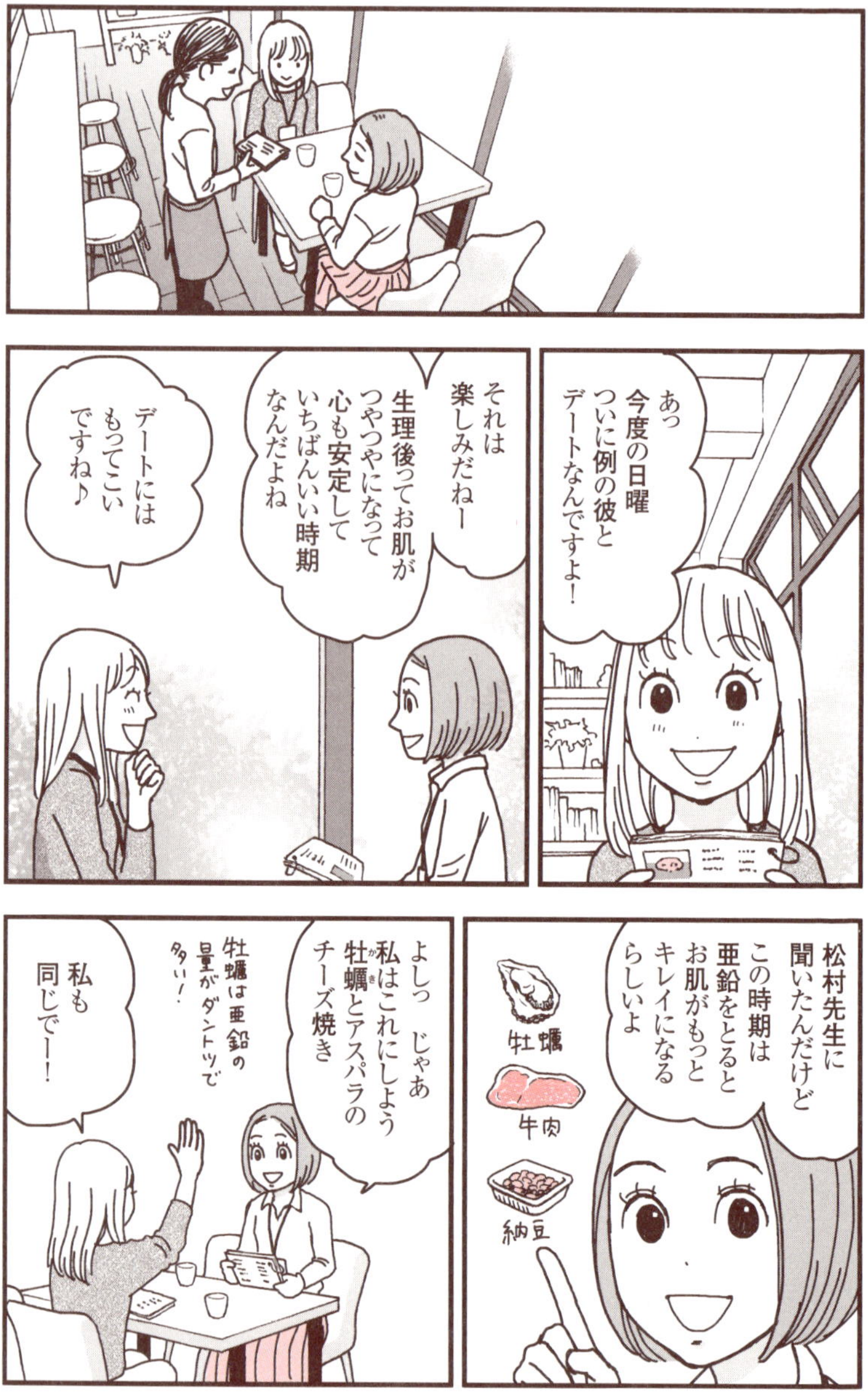
あっ今度の日曜ついに例の彼とデートなんですよ！
それは楽しみだねー
生理後ってお肌がつやつやになって心も安定していちばんいい時期なんだよね
デートにはもってこいですね♪
松村先生に聞いたんだけどこの時期は亜鉛をとるとお肌がもっとキレイになるらしいよ
牡蠣
牛肉
納豆
よしっ　じゃあ私はこれにしよう牡蠣《かき》とアスパラのチーズ焼き
牡蠣は亜鉛の量がダントツで多い！
私も同じでー！

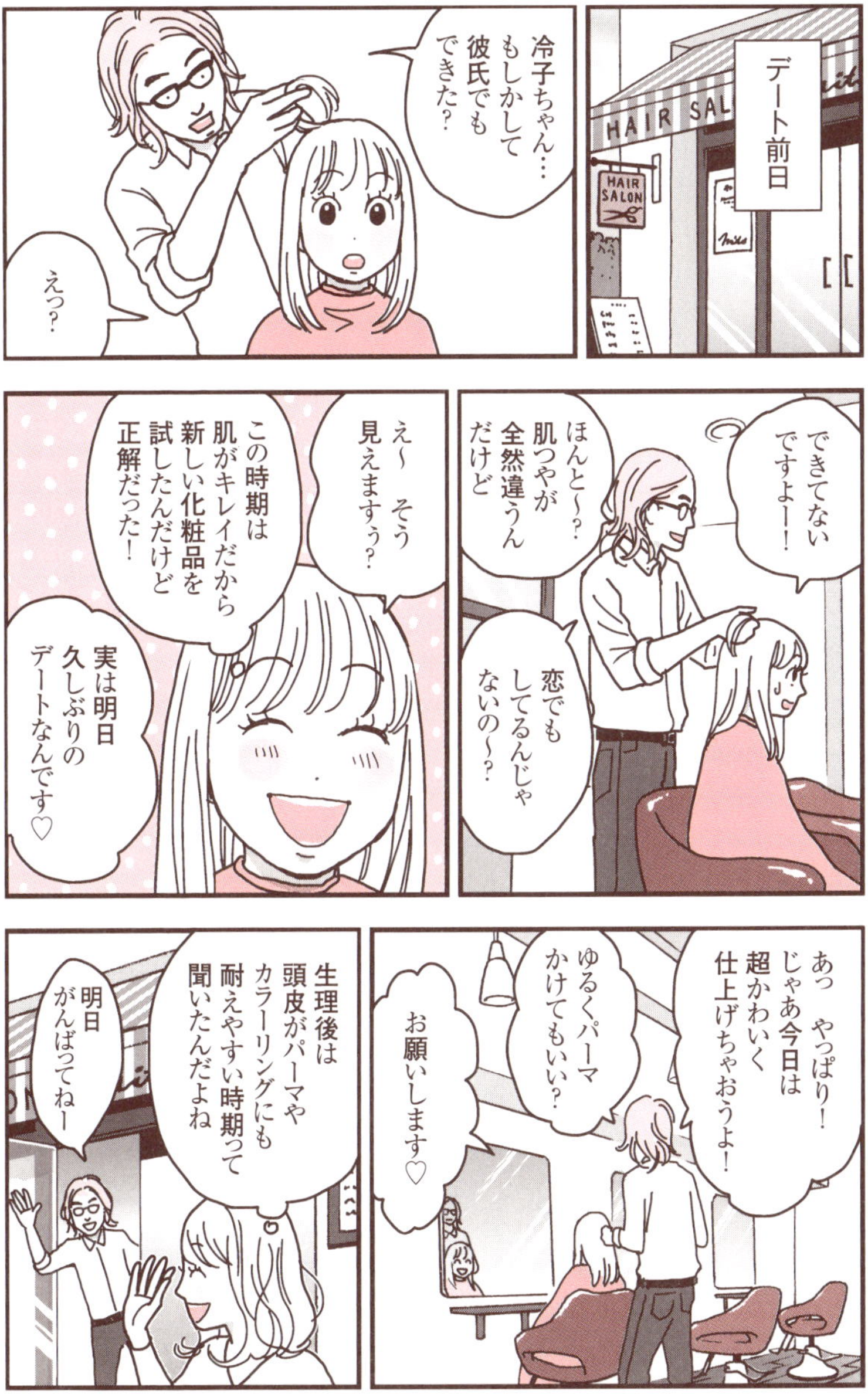
デート前日
HAIR SALON
冷子ちゃん…もしかして彼氏でもできた？
えっ？
できてないですよー！
ほんと〜？肌つやが全然違うんだけど
恋でもしてるんじゃないの〜？
え〜 そう見えますぅ？
この時期は肌がキレイだから新しい化粧品を試したんだけど正解だった！
実は明日久しぶりのデートなんです♡
あっ やっぱり！じゃあ今日は超かわいく仕上げちゃおうよ！
ゆるくパーマかけてもいい？
お願いします♡
生理後は頭皮がパーマやカラーリングにも耐えやすい時期って聞いたんだよね
明日がんばってねー

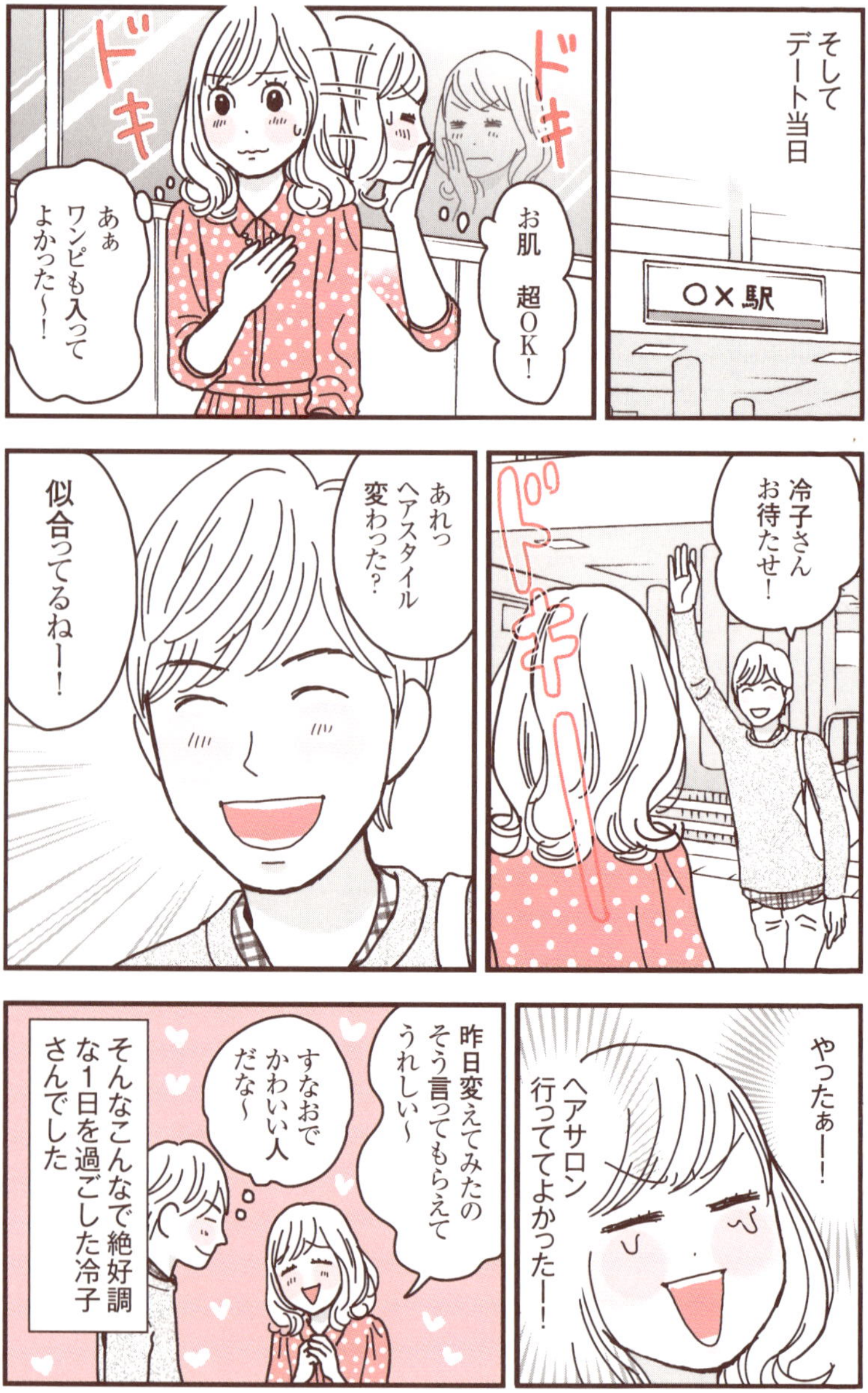
そして
デート当日
○×駅
ドキ
ドキ
あぁ
ワンピも入って
よかった～！
お肌
超OK！
冷子さん
お待たせ！
ドキー
あれっ
ヘアスタイル
変わった？
似合ってるねー！
やったぁー！
ヘアサロン
行っててよかったー！
昨日変えてみたの
そう言ってもらえて
うれしい～
すなおで
かわいい人
だな～
そんなこんなで絶好調
な1日を過ごした冷子
さんでした

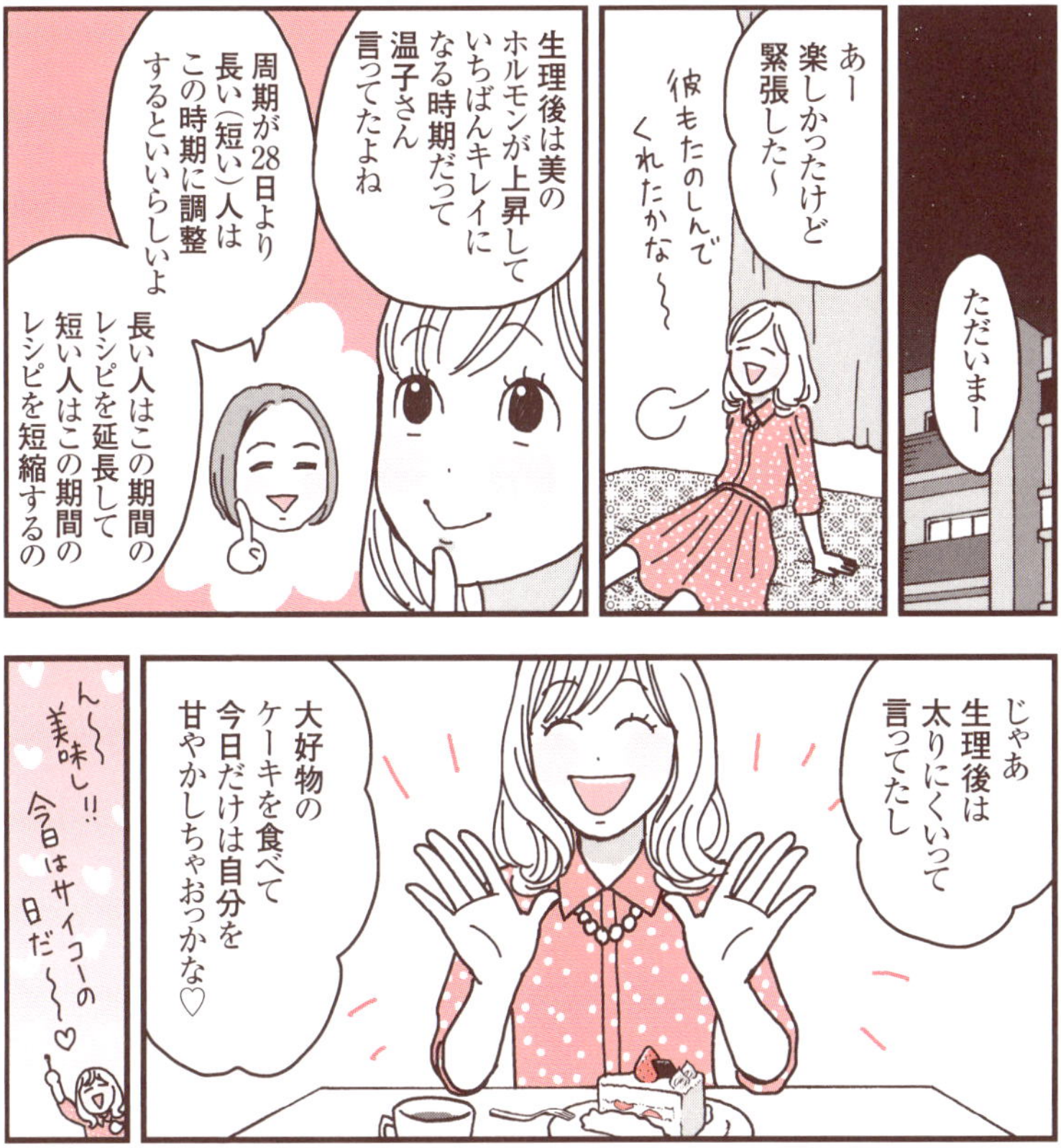

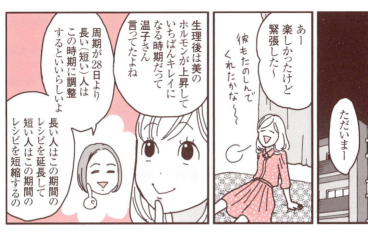

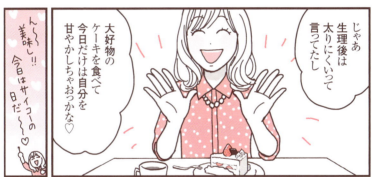

●8～14日目(生理後)のグラフ例

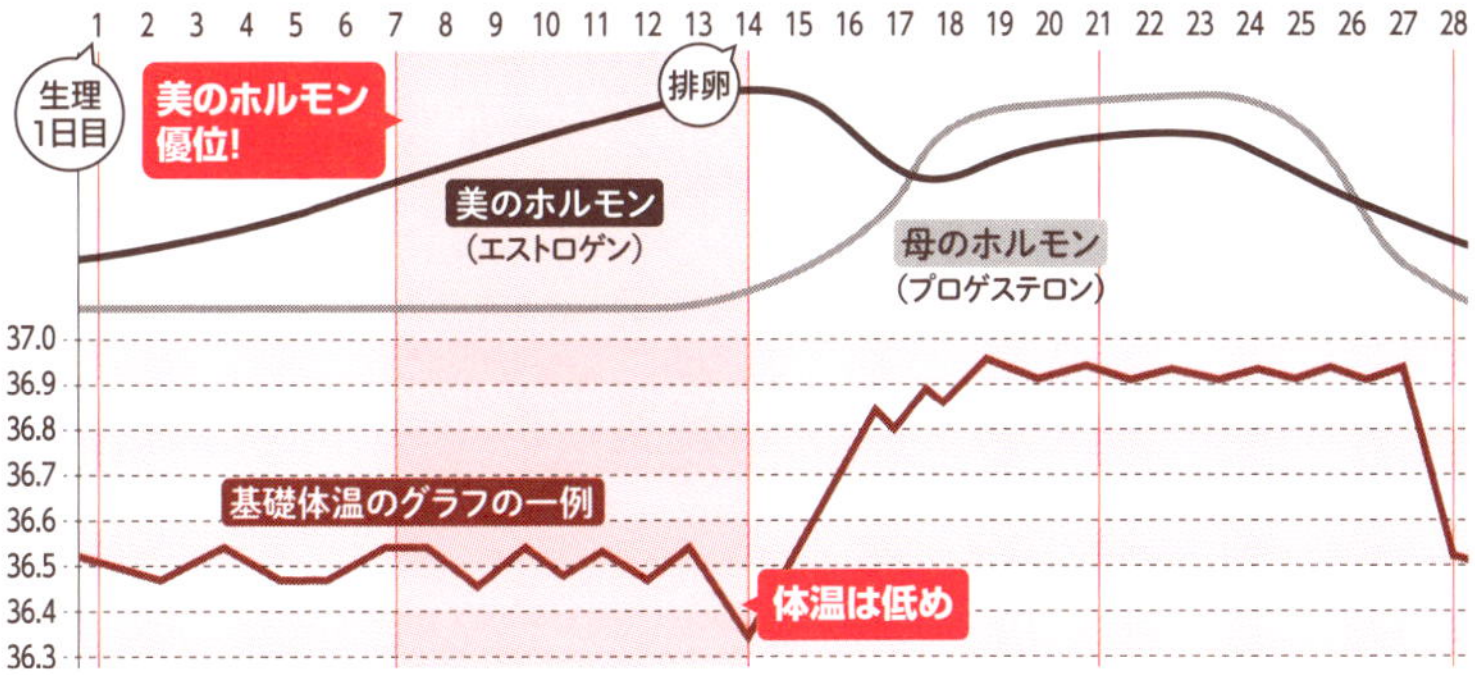

亜鉛

多くの酵素の合成にかかわる重要なミネラル

亜鉛が必要な酵素は200種以上もある

亜鉛は200種以上もの酵素の合成にかかわる、とても大切なミネラルです。亜鉛を必要とする酵素の働きは多岐にわたり、タンパク質やDNAの合成、インスリンの合成、糖質の代謝、免疫反応にかかわるものなどがあります。

亜鉛には生殖機能を正常に保つという重要な役割もあります。味覚を感じる「味蕾《みらい》」の新陳代謝にも亜鉛は欠かせません。おいしさを感じるのは亜鉛の働きがあってこそなのです。

牛赤身（ヒレ肉など）

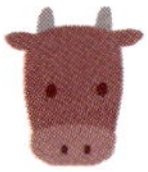

亜鉛は数多くの食材に含まれていますが、若い女性には足りていない場合も多いようです。亜鉛を特に多く含んでいる牛肉や牡蠣を積極的に食べましょう。牛肉の中でも、特にヒレ肉やもも肉など、赤身に多いです。

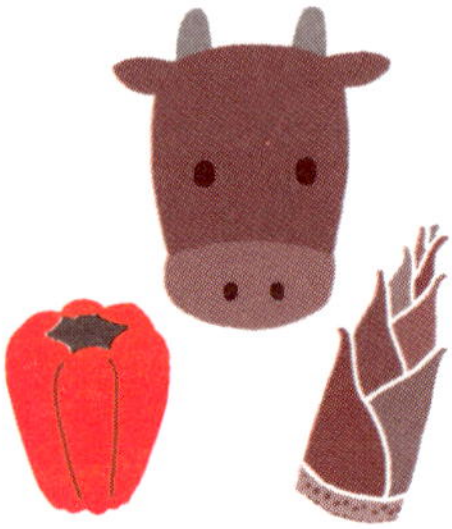

チンジャオロースー（P73）

生理不順になるのは亜鉛の不足も一因？

1日あたりの亜鉛の推奨量は、成人女性の場合は9㎎です。亜鉛が不足すると、免疫機能が下がり、感染症にかかりやすくなります。貧血や味覚障害、皮膚炎、うつ状態、女性なら生理不順になる場合もあります。ほかにも、子どもの場合は成長障害、男性の場合は性機能の低下なども起こりえます。

牡蠣《かき》

牡蠣は栄養がとても豊富で「海のミルク」という異名をもつほど。グリコーゲンや、ビタミンB群、鉄分、カルシウム、タウリンなどは特に多く、亜鉛はすべての食品の中でダントツの含有量を誇っています。

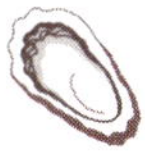

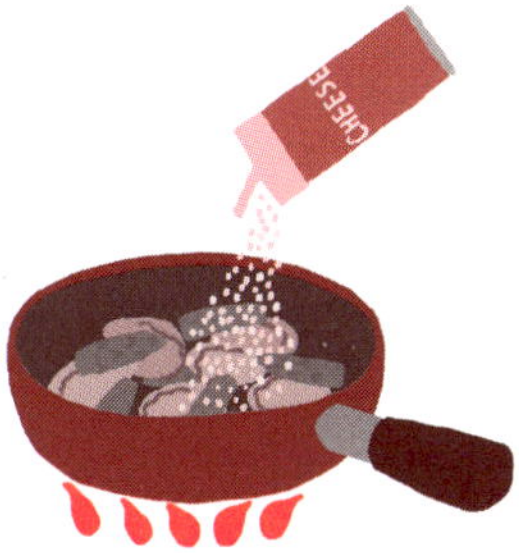

牡蠣とアスパラの粉チーズ焼き
(P73)

豚肉

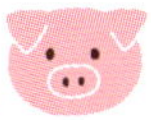

栄養豊富な豚肉は、ミネラル類では鉄と亜鉛を豊富に含みます。脂身よりも赤身の部分に多く、特にレバーにたっぷり含まれています。ビタミンCの多い野菜と豚肉を一緒にとると、亜鉛の吸収率が高まります。

まぐろ

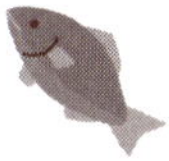

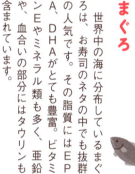

世界中の海に分布しているまぐろは、お寿司のネタの中でも抜群の人気です。その脂質にはEPA、DHAがとても豊富。ビタミンEやミネラル類も多く、亜鉛や、血合いの部分にはタウリンも含まれています。

生理後に亜鉛をとってお肌に磨きをかけよう

亜鉛は、私たちの体内では主に骨や肝臓、腎臓、筋肉に存在しています。200種以上の酵素の合成にかかわっているといわれ、細胞の形成や、免疫の働きを支えています。

また亜鉛は、私たちの舌にあって食べ物などの味を感じている「味蕾《みらい》」という細胞群の形成にも欠かせません。さらに男性の精子のしっぽの形成や、生殖機能の維持にも亜鉛は不可欠なミネラルです。

新陳代謝をうながす働きもあります。生理後のこの時期に亜鉛を含む食品をたっぷりとると、お肌の細胞の生まれ変わりがスムースになり、肌がキレイになる効果が期待できます。

亜鉛

カニ缶やカシューナッツなら手軽にとれます

カニ缶

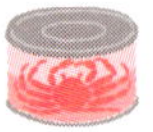

亜鉛はカニにも多く含まれますが、カニ自体を料理に使うのはちょっと大変。でもカニ缶があればパスタや天津丼《てんしんどん》などが少しの手間でつくれます。カニ缶も、牡蠣や牛肉、豚肉などに次いで豊富な亜鉛を含みます。

エビ

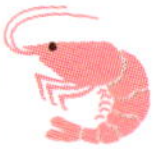

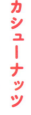

日本人はエビが大好きな国民で、クルマエビ、大正エビ、サクラエビ、甘エビなどがさまざまな料理に使われます。豊富なアミノ酸や、強壮作用のあるタウリン、免疫を高めるキチン質、亜鉛が含まれています。

大豆＆大豆製品

大豆や大豆からつくられる食品にも亜鉛は含まれています。亜鉛を最も多く含む大豆製品は凍り豆腐。次いで、きな粉、油揚げ、ゆば、納豆、がんもどきなどとなっています。豆腐や豆乳にはそれほど多くありません。

カシューナッツ

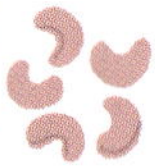

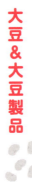

ナッツ類にも多くの亜鉛が含まれます。特に多いのがカシューナッツや松の実、ごま、アーモンド、ピーナッツ、くるみなど。カシューナッツはナッツ類の中でも脂質が少ないのでダイエット中でも安心です。

お酒や加工食品をよくとる人は要注意

亜鉛は普通に食事をしている限り、不足することはあまりありません。

ただしお酒をよく飲む人には、より意識的に亜鉛をとることをお勧めします。アルコールの代謝にかかわる酵素が亜鉛を消費してしまうからです。

また、コンビニ食やファストフードで食事をすませている若い人たちに、最近、亜鉛不足が目立ってきています。そのため味覚障害になる人も増えているので注意してください。

うなぎ

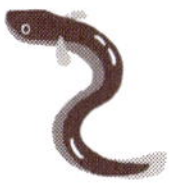

うなぎは良質のタンパク質に加え、肉や魚には不足しがちなビタミン類もたっぷり含まれています。ミネラルでは亜鉛やカルシウムが豊富。脂質にはEPAやDHA、胃腸の粘膜を保護する「ムチン」も含まれます。

卵

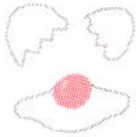

多くの食材に含まれる亜鉛は、完全栄養食品の卵にももちろん含まれます。卵には生卵、卵焼き、目玉焼きなどさまざまな食べ方がありますが、亜鉛などのミネラルは熱に強いので、どのように調理してもほとんど失われません。

あさり

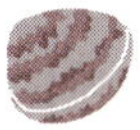

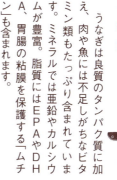

あさりは、味噌汁の具や潮干狩りでおなじみの貝。良質のタンパク源で、グリコーゲンも多く含みます。ダイエット中の人には、低脂肪、低カロリーである点も魅力。タウリンや鉄分、亜鉛も豊富に含んでいます。

その他、亜鉛を多く含む食材

このほか亜鉛を多く含む食材は、珍味で知られるホヤや、タイラガイ、たらこ、煮干し、干ししいたけ、たたみいわし、するめ、のり、パルメザンチーズ、雑穀の1つ「アマランサス」などがあります。

辛味成分も引き続きとりましょう

前章で、生理1日目～7日目の生理中の時期にとるとよいとご紹介した「辛味成分」は、生理後のこの時期にも引き続きとりたいものです。辛味成分がもつデトックスと脂肪分解のパワーを、体調のいいこの時期にぜひ利用したいからです。

納豆にからしをつけて食べたり、あさりのワイン蒸しにしょうがを効かせたりすれば、この時期にとりたい亜鉛と同時にとることができて一石二鳥です。

ビタミンB群

糖質をエネルギーに変える8種類のビタミン

協力し合いながら、さまざまな物質を代謝

ビタミンB群と総称されるのは8種類のビタミン――ビタミンB1、B2、B6、B12、ナイアシン、パントテン酸、葉酸、ビオチン――です。いずれも水溶性で、さまざまな物質の代謝にかかわっています。

　これらをまとめてビタミンB群としているのは、お互いに協力し合いながら働いているためです。精神的な安定にも役立っているので、「心のビタミン」ともよばれています。

鶏ささみ

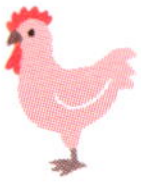

鶏ささみは、鶏肉の中でも高タンパク、低脂肪、低カロリーの部位。健康を気遣う人や、ダイエット中の人には頼りになるヘルシーな食材です。ビタミン類では、ビタミンAや、B1、B2、B6が多く含まれています。

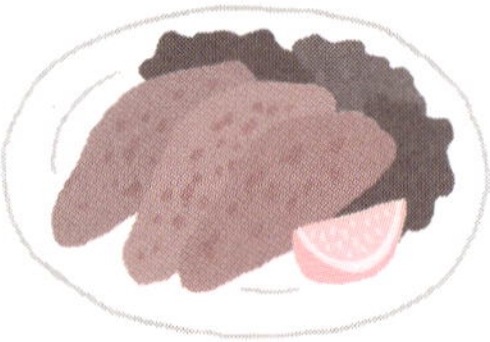

ささみのパン粉焼き(P132)

水溶性ビタミンなので食事ごとに摂取を

ビタミンには、水に溶けにくい「脂溶性ビタミン」と、水に溶けやすい「水溶性ビタミン」の2種類があります。

ビタミンB群は、水溶性ビタミンで、たくさんとっても体内にはたまらず、とりすぎたら尿として外に出ていきます。そのため毎食とるよう心がけましょう。

いわし

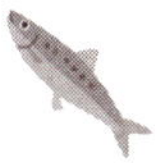

いわしにはビタミンB群、特にビタミンB2とB6が豊富です。ビタミンAやD、鉄分、カルシウムも多く含まれています。いわしは高級魚ではありませんが、栄養面から見るととてもすぐれた食材なのです。

牛肉

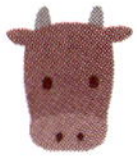

牛肉のビタミン、ミネラル類は、赤身肉や内臓に多く含まれています。ビタミンのうちB群が多く、中でもビタミンB1とB2が豊富です。女性に必要な鉄分も多く、体力をつけたいときにはうってつけの食材です。

とうもろこし

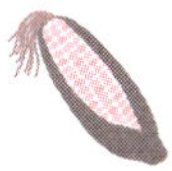

稲(米)、小麦とともに世界3大穀物の1つとされているのが、とうもろこしです。主な成分はデンプン。ほかの穀物に比べると少ないものの、胚芽にビタミンB1、B2などのB群が含まれています。

その他、ビタミンB群を多く含む食材

このほかにビタミンB群を多く含んでいる食材を挙げると、B1はそば、玄米、豚肉、うなぎ。ビタミンB2は、豚レバー、さんまなど(→P128)。ビタミンB6は、紅鮭、まぐろなど(→P125)です。

エネルギー代謝をうながし さまざまな不調を改善

ビタミンは、3大栄養素(タンパク質、糖質、脂質)のように私たちの体のエネルギーになったり、体をつくる要素になったりはしません。

しかし、エネルギーの代謝をうながし、さまざまな不調を整えるという大事な役割を果たしています。

その中でもビタミンB1やB2などのビタミンB群は、糖質、脂質などの代謝をうながし、すべての細胞にエネルギーを供給する重要な存在です。

また、さまざまな不調にも効果があるので、体調を本来の状態に戻していきたい生理後のこの時期には、ぜひ積極的にとりたいビタミンなのです。

L-カルニチン

脂肪の代謝をうながすビタミン様物質

脂肪酸の燃焼を助ける作用がある

L-カルニチンは、肉類（特に赤身）に多く含まれているビタミン様《よう》物質です。

その主な働きは、脂肪酸の燃焼を助けて、脂肪の代謝をうながすことです。最近のダイエットサプリの多くにこれが含まれているのは、L-カルニチンのこうした脂肪燃焼作用に注目してのことです。

そのほかにも、慢性的なだるさの解消、脂質異常症の予防と改善、免疫力の増強などの効果があるといわれています。

牛肉

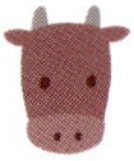

L-カルニチンは、肉の中でも特に赤身に多く含まれます。肉類の中ではヤギ肉や羊肉の中にとても多いのですが、一般によく食卓にのぼる肉の中では、牛肉がトップです。牛肉は鉄分やビタミンB群も豊富です。

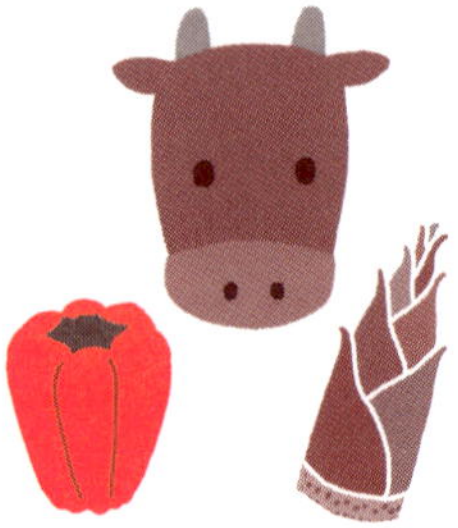

チンジャオロースー（P73）

ダイエット中でも肉は控えないで

L-カルニチンという名前は、ラテン語の「肉（カルニ）」に由来しています。このことにも表れているように、L-カルニチンは肉（特に赤身の部分）にたくさん含まれます。

中でもヤギ肉、羊肉、牛肉に多いので、脂肪を燃やしたい人こそ、肉を食べたほうがいいのです。

羊肉

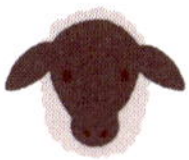

「ジンギスカン」という焼肉料理の主役となる羊肉は、L-カルニチンの含有量がトップクラスの食材です。ラム肉（仔羊）、マトン肉（成羊）のどちらにも多く含まれます。羊肉にはビタミンB2や鉄分も豊富です。

ヤギ肉

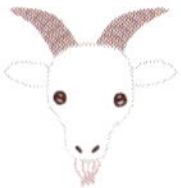

沖縄や奄美諸島ではヤギ肉がよく食べられています。ヤギ肉は肉類の中でもL-カルニチン含有量がダントツに多い食材です。沖縄でヤギ肉は「ヒージャー」といい、料理店もあるので、旅行の際にトライしてみては？

赤貝

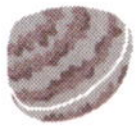

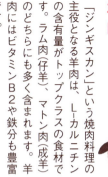

魚介類の中でL-カルニチンを含むものとして、赤貝が知られています。赤貝は低カロリーなのでダイエットの味方でもあります。そのまま刺身で食べられますし、お寿司屋さんでも手軽に食べることができます。

その他L-カルニチンを多く含む食材

L-カルニチンは主に肉類に含まれる成分で、すでに挙げたもの以外では、豚肉、鹿肉などにも豊富に含まれています。かつおなどにも多いですし、牛乳、チーズ、卵にも、少量ではありますが、含まれています。

脂肪の燃焼をうながすためダイエット効果アップ

L-カルニチンは、体内の脂肪の燃焼をうながし、エネルギーに変えるのに欠かせない栄養素とされています。

これをとることにより、体にためこまれた脂肪をエネルギー源として効率的に利用できるだけでなく、余分な脂肪が減るため、ダイエット効果や生活習慣病の予防効果も期待できます。いちばん体調のいい生理後のこの時期にL-カルニチンを積極的にとれば、ダイエット効果もアップするでしょう。

L-カルニチンは体内でもつくられていますが、加齢とともに合成能力が低下してくるため、食事からとることが大切です。

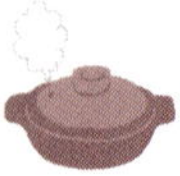

8～14日目(生理後)のおすすめレシピ

あんかけなしでお手軽＆さっぱり

カニ玉 主菜

●材料(2人分)

カニ缶(ほぐし身)：70g【亜鉛】【タンパク質】
青ねぎ：1本【辛味成分】
卵：3個【亜鉛】【タンパク質】
鶏がらスープ：30ml
糸唐辛子：適宜【辛味成分】
しょうゆ：小さじ1
ごま油：大さじ1【脂質】

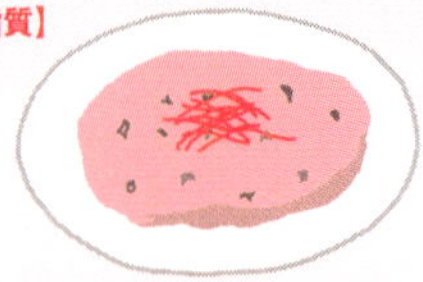

●作り方

①カニの缶詰から身を取りだして適宜ほぐし、青ねぎは小口切りにしておく。
②卵を割りほぐし、①と鶏がらスープ、しょうゆを加える。
③小さめのフライパンにごま油をひき、②の卵液を入れ、ふんわりと数回混ぜてから焼き固める。仕上げにお好みで糸唐辛子をちらして。

汗をかいて代謝アップ！　ちょっと辛めの野菜鍋

キムチ豆腐チゲ 主菜

●材料(2人分)

木綿豆腐：1/2丁【タンパク質】
キムチ：40g【辛味成分】
白菜：中葉2-3枚
にら：1/4束
豆もやし：1つかみ
中華だし：小さじ1
味噌：大さじ1
コチュジャン：小さじ1【辛味成分】
しょうゆ：小さじ1

●作り方

①片手鍋に水を500ml(分量外)わかし、中華だしを入れ、一口大に切った白菜をやわらかくなるまで煮る。
②大きめに切った木綿豆腐とキムチを入れ、煮立ったら味噌、コチュジャンを溶かし入れ、最後にしょうゆで味をととのえる。
③3cm長さに切ったにら、洗ってひげをとった豆もやしを入れてひと煮立ちさせたらできあがり。

やせたいときこそL-カルニチンが豊富な肉をとろう

チンジャオロースー 主菜

●材料(2人分)

牛肉：200g【L-カルニチン】【タンパク質】
赤ピーマン：1個
たけのこ（水煮）：100g
しょうゆ：大さじ2＋小さじ1
しょうがすりおろし：小さじ1/2【辛味成分】
オイスターソース：小さじ1
酒：大さじ1
片栗粉：適宜
オリーブオイル：小さじ2【脂質】

●作り方

①牛肉は細切りにし、しょうゆ小さじ1、しょうがすりおろし、片栗粉少々とともにあえておく。
②赤ピーマン、たけのこも細切りにしておく。
③フライパンにオリーブオイルを入れ、牛肉を入れてから、火にかけ、肉の色が変わったら赤ピーマンとたけのこを入れて、しょうゆ、オイスターソース、酒を加えて炒める。

フライにしなくても、さっと炒めるだけでOK

牡蠣《かき》とアスパラの粉チーズ焼き 主菜

●材料(2人分)

牡蠣：8個【亜鉛】【タンパク質】
アスパラガス：4本
にんにく：1かけ【辛味成分】
粉チーズ：大さじ1
オリーブオイル：小さじ2【脂質】
小麦粉：適宜

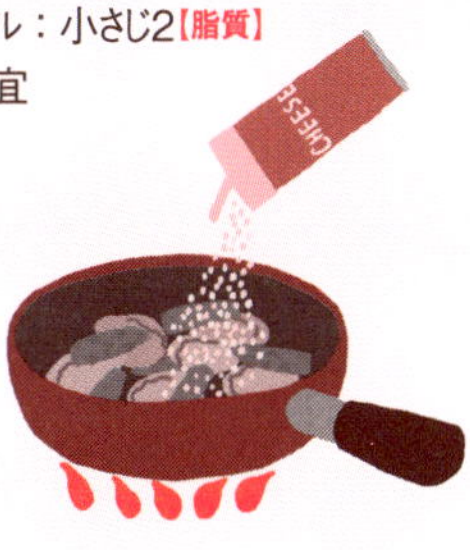

●作り方

①牡蠣は塩水でよく洗い、水気を切り、小麦粉を軽くまぶしておく。
②アスパラガスははかまをとり、繊維をまだらにとってから、4等分に切り、軽くゆでておく。
③フライパンにオリーブオイルとつぶしたにんにくを入れて中火にかけ、牡蠣とアスパラガスを加えて軽く炒め、牡蠣の色が変わった時点で粉チーズをふりかけて、チーズに軽い焼き色がついたらできあがり。

切って合わせるだけの超簡単おつまみ

うなきゅう 副菜

●材料(2人分)

うなぎのかば焼き：1/2枚
【亜鉛】【タンパク質】
きゅうり：1本
かば焼きのタレ：適宜
山椒：少々【辛味成分】

●作り方

① うなぎのかば焼きを2cm幅ほどに切っておく。きゅうりは塩で板ずりしたあと、まだらに皮をむき、薄切りにする。
② かば焼きのタレと①を混ぜ合わせる。お好みで山椒をかける

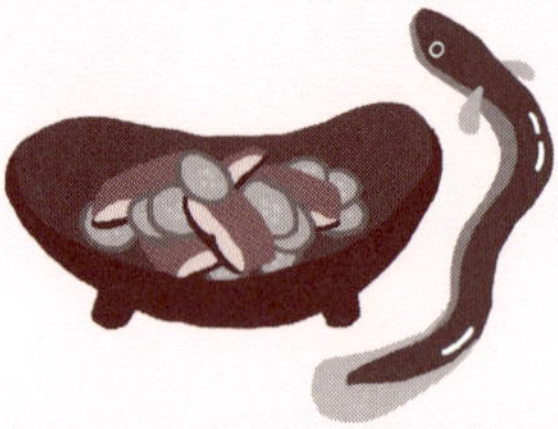

そのままつまんでもおいしいナッツを料理にとり入れて

パプリカとカシューナッツ炒め 副菜

●材料(2人分)

赤ピーマン：1個
黄ピーマン：1/2個
カシューナッツ：70g【亜鉛】
しょうゆ：小さじ1
オイスターソース：小さじ2
オリーブオイル：大さじ1【脂質】

●作り方

① 赤・黄ピーマンは、1～2cm角の色紙切りにしておく。
② フライパンにオリーブオイルをひき、①とカシューナッツを炒め合わせる。ピーマンがしんなりしたらしょうゆ、オイスターソースの順にまわしかけて混ぜ合わせる。

赤、緑、黄…色どりも亜鉛も豊富なサラダ

エビとブロッコリーのサラダ 副菜

●材料(2人分)

小エビ：約15匹【亜鉛】【タンパク質】
ブロッコリー：小房4個分
マヨネーズ：大さじ2
卵：1個【亜鉛】【タンパク質】
レタス：1～2枚
牛乳：小さじ1
塩：少々

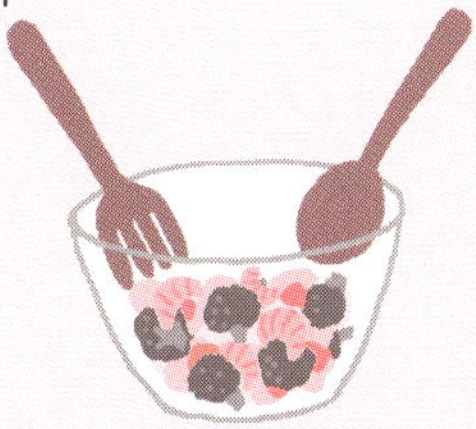

●作り方

① 卵は水から入れて12分ゆでて、串切りにしておく。小エビとブロッコリーもそれぞれゆでておく。
② マヨネーズと牛乳を合わせておく。
③ ボウルにレタスをちぎって入れ、①の卵と小エビ、ブロッコリーと②を加えて、塩をふり入れ、あえる。

蒸した牡蠣と長ねぎをポン酢であえてさっぱりと

牡蠣のポン酢あえ 副菜

●材料(2人分)

牡蠣：6個【亜鉛】【タンパク質】
白菜：2枚
長ねぎ：1本【辛味成分】
ポン酢：大さじ1

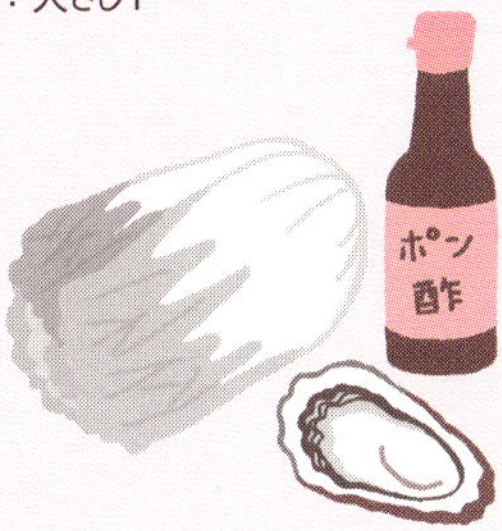

●作り方

① 牡蠣は塩水でよく洗って水けを切っておく。白菜は3cmほどの短冊切り、長ねぎは3cm長さの斜め切りにしておく。
② 耐熱皿に①を並べ、ラップをし、電子レンジ(500W)で5分ほど加熱する。
③ ポン酢であえてどうぞ。
※大根おろしを入れてもおいしい。

白菜の味噌汁にキムチを加えてスパイス効果を発揮

豚キムチ味噌汁 汁物

●材料(2人分)

豚コマ肉：60g【亜鉛】【タンパク質】
キムチ：10g【辛味成分】
味噌：10g
白菜：大1枚
長ねぎ：4cm長さ【辛味成分】
和風だし：500ml

●作り方

①深鍋に、一口大に切った豚コマ肉を入れて炒め、表面が色づいたら、白菜も一口大に切って一緒に炒める。
②キムチを一口大に切って①に加え和風だしを入れ、味噌を溶かし入れる。
③小口切りにした長ねぎを最後にちらす。

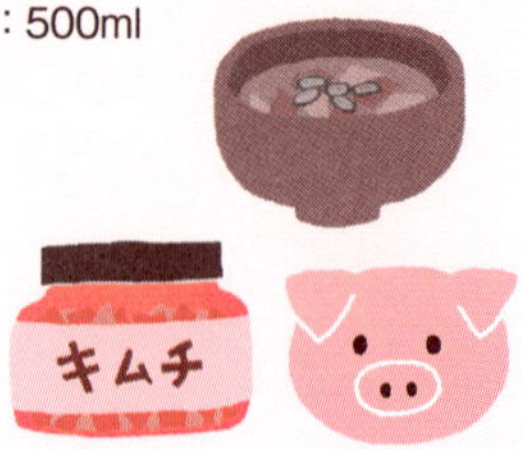

おなじみの和風スープでも亜鉛がとれる

かきたま汁 汁物

●材料(2人分)

卵：1個【亜鉛】【タンパク質】
乾燥わかめ：小さじ1
和風だし：500ml
しょうゆ：小さじ2
水溶き片栗粉：少々

●作り方

①深鍋に和風だしをわかし、煮立ったところに乾燥わかめを加える。
②わかめが戻ったら、卵を割りほぐして①に少しずつ加える。
③水溶き片栗粉でとろみをつけ、しょうゆで味をととのえる。

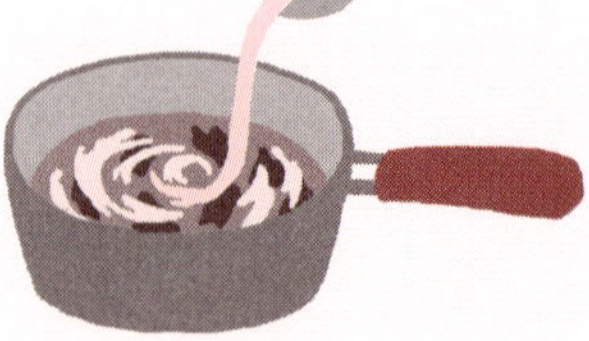

2つの香味野菜をごはんに混ぜ込んで

香味混ぜごはん 主食

●材料(2人分)

ごはん：2膳分
ごま：小さじ1/2
みょうが：1個【辛味成分】
青じそ：2枚【辛味成分】
たくあん：2cm輪切り分

●作り方

①みょうが、青じそは千切りに、たくあんは細かく刻んでおく。
②ボウルにごはんを入れ、①とごまを入れて混ぜ合わせる。

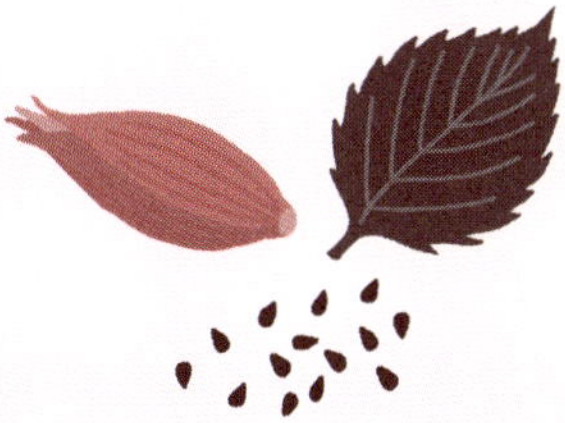

いつもの雑炊に韓国調味料を加えて

コチュジャン入り卵雑炊《ぞうすい》 主食

●材料(2人分)

コチュジャン：小さじ1【辛味成分】
卵：2個【亜鉛】【タンパク質】
鶏がらスープ：500ml
しょうが：1かけ【辛味成分】
ごはん：2膳分
長ねぎ：4cm分【辛味成分】

●作り方

①長ねぎは小口切りにする。
②深鍋にコチュジャン、すりおろししょうがを入れて火にかけ少し香りを出してから、長ねぎ、鶏がらスープを加える。
③煮立ったらごはんを入れ、5分ほど煮込み、最後に溶き卵をまわし入れる。

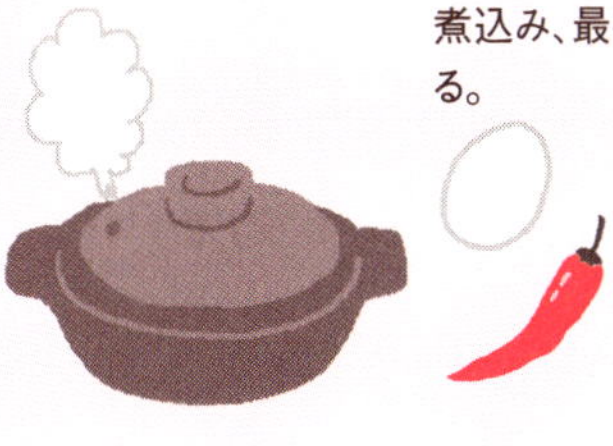

キレイになる新習慣をはじめよう！

朝の習慣

朝早く起きる

生理後の1週間は心身ともに絶好調。多少の負荷にも耐えられるので、キレイになる新習慣をはじめるにはベストタイミングです。朝型の生活に切り替えるのにもいい時期です。朝の1時間は夜の2時間に匹敵するほど、すべてを効率よくこなせます。

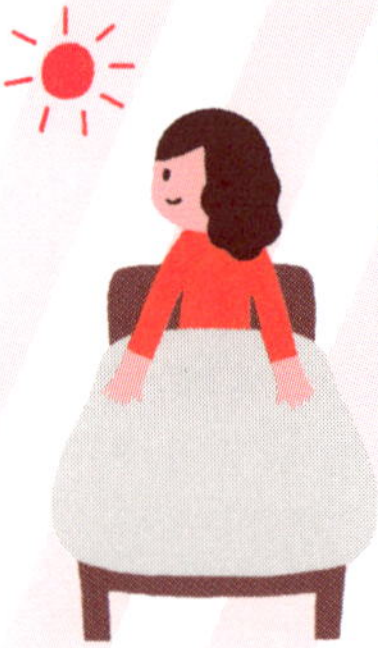

太陽の光を浴びる

朝早く起きて太陽の光を浴びると「セロトニン」がしっかり分泌されます。そしてその14～15時間後から自然に「メラトニン」が分泌され、深い眠りに導いてくれるのです。メラトニンは抗酸化作用があり、老化も防ぐので美容には欠かせません。

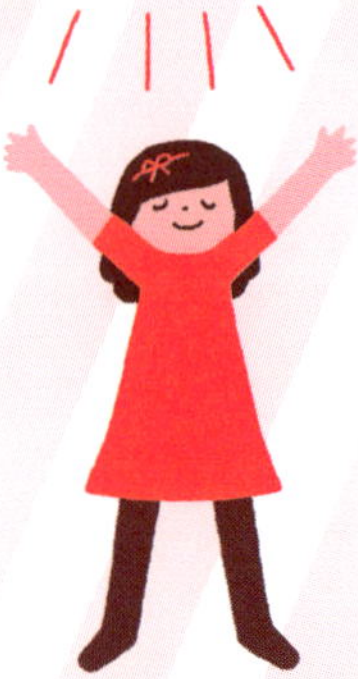

朝ご飯をしっかり食べる

朝食は必ず食べましょう。和の朝食なら体に必要な栄養素をたっぷりとれます。朝食を食べると体温が上がり、体が交感神経モードに切り替わります。胃が動くと腸も刺激され、お通じもスムーズ。よくかめばセロトニンもしっかり分泌されます。

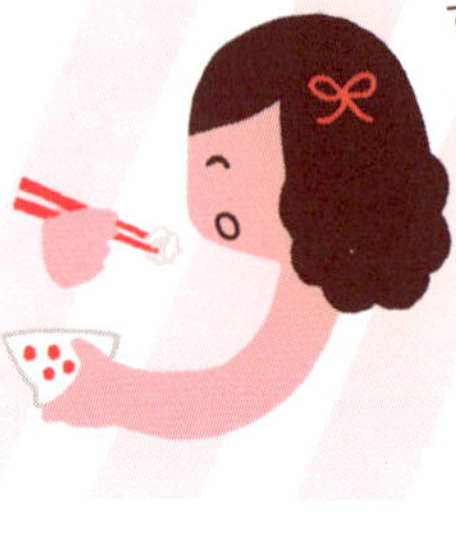

夜の習慣

コンビニに立ち寄らない

仕事帰りに必ずコンビニに立ち寄り、つい甘いものを買ってしまう人は多いのでは？　でも24時間営業のコンビニは照明が相当明るいので、交感神経が刺激されてしまいます。夜は副交感神経モードで過ごし、明日のために熟睡しましょう。

夕飯はよくかんで少なめに

その日の活動のエネルギーをとる必要がある朝と違い、夜はもう寝るだけなので、夕飯は少なめにしましょう。胃腸にかかる負担が少ないほど熟睡できます。ゆっくりよくかめば、約20分後に満腹中枢が刺激され、少量でも満足感が得られます。

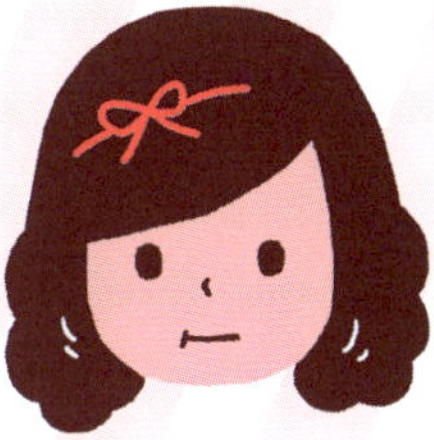

スマホやテレビ、夜は控えめに

朝早く起きると、必然的に夜は早めの時間から眠くなります。そこで布団に入れば早寝早起きの理想的なサイクルができるのですが、夜はついスマホやテレビを見たくなるもの。急ぎのもの以外はみな翌日にまわし、早めに眠ってしまいましょう。

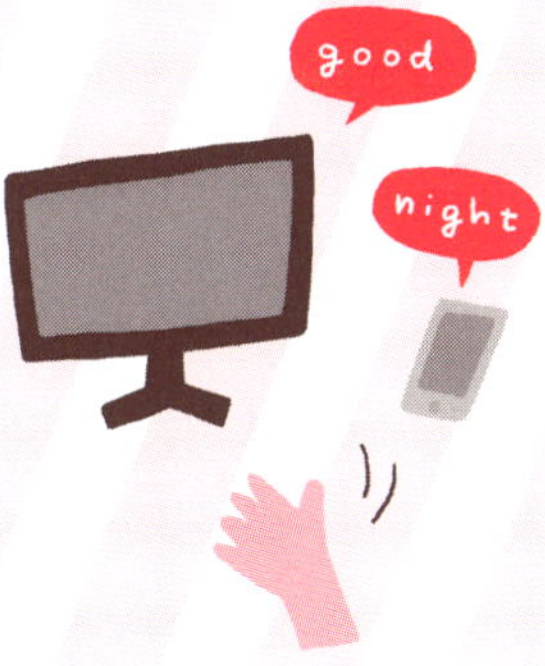

入浴・運動の習慣

湯舟にじっくりつかる

入浴には時間をかけ、ぬるめの湯にゆっくり浸かりましょう。生理後の1週間は代謝が上がっているのでダイエット効果も望めます。生理中はシャワーですませがちですが、体が冷えやすい時期なので、やはりじっくり湯舟に浸かって温まりましょう。

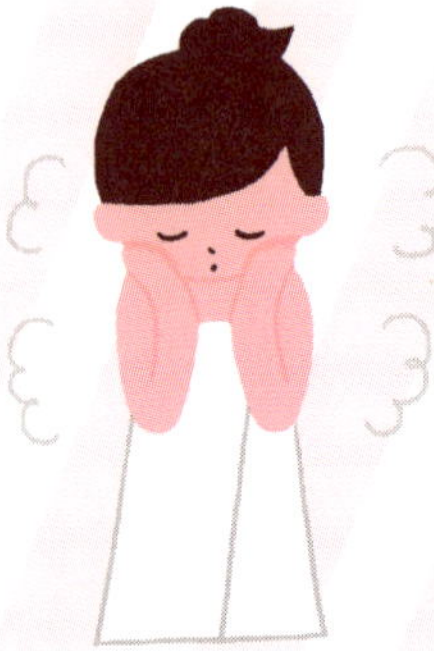

夜はぬるめの湯にゆっくり

夜のお風呂の温度は、ぬるめの38〜39℃がベスト。体温がちょっと上がる程度の湯に浸かると、副交感神経が刺激され、その1〜2時間後に入眠できます。冬はもう少し高めの温度設定に。朝は体を目覚めさせるため41〜42℃くらいの湯がいいでしょう。

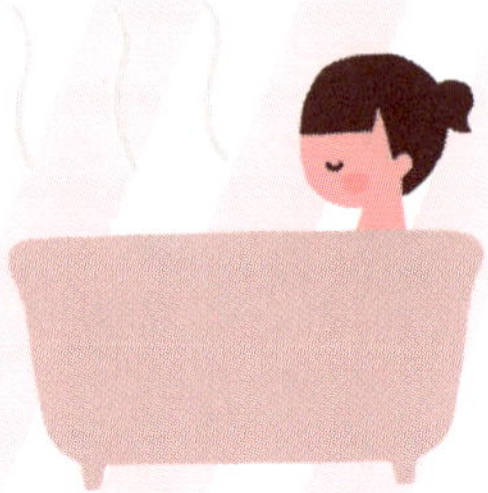

ダイエットのスタートに最適

ダイエットは、生理後の1週間にはじめるのがベスト。代謝が上がり心身とも調子よく、ストレスにも耐えられやすい時期だからです。美のホルモン(エストロゲン)の働きで脂肪が分解されやすくなるのでウォーキングなどの有酸素運動が効果的です。

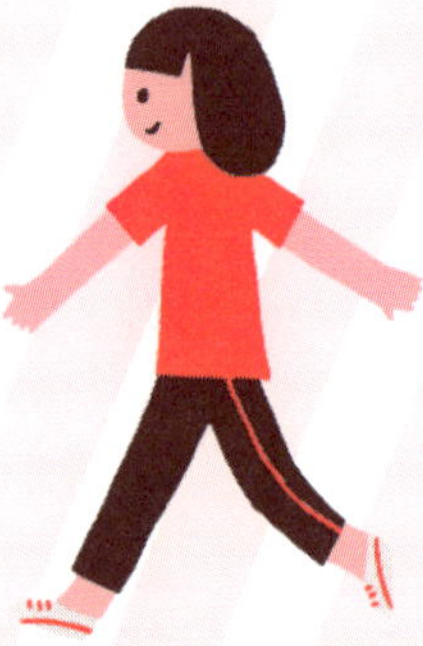

スキンケア＆ヘアケアの習慣

「攻めの美容」にチャレンジ

生理後の1週間は、いちばん肌がキレイで丈夫なとき。新しい化粧品を試したり、うぶ毛の処理やピーリングなど「攻めの美容」をおこなうには最適なタイミングです。頭皮も強い時期なので、パーマやカラーでイメチェンするのもいいでしょう。

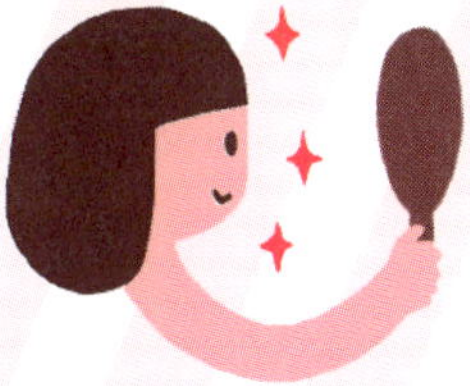

シャンプーは1日1回まで

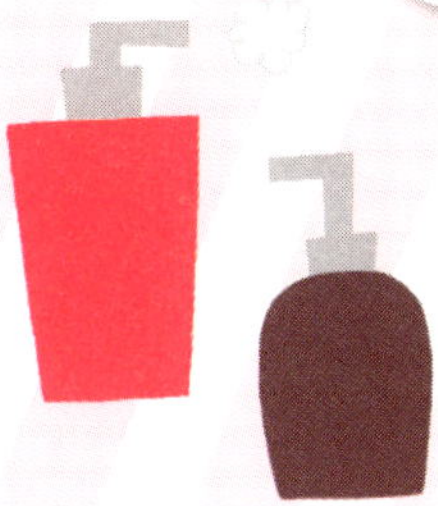

生理前は頭皮が敏感でべたつきがちで何度も洗いたくなりますが、シャンプーは1日1回までに。ほかの時期も同様です。

また、生理中はシャンプーやパーマを控えたほうがいいという説がありますが、髪は死んだ細胞なので体調と関係ありません。

肌の状態を日記につける

基礎体温表には、肌の状態も記録しておくと便利です。今日はどんな状態で、どんなケアをし、効果はどうだったかなどを書きとめておくと、あとで何かと参考になるのです。体調や心の状態も書いておき、自分のパターンをつかみましょう。

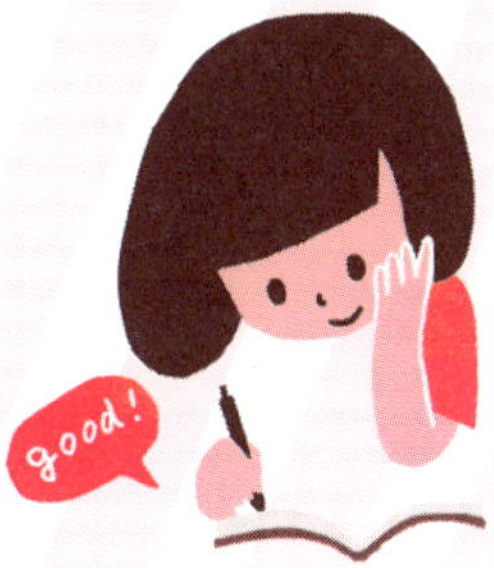

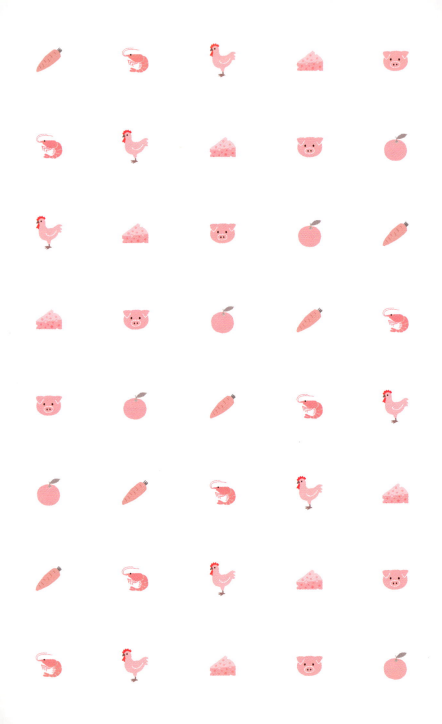

15日目〜21日目

デリケートな排卵後におすすめの食材＆レシピ

●この時期の体調

・調整期
（母のホルモン「プロゲステロン」が増えはじめる）
・不安定でアップダウンが激しい
・むくみがはじまる人も
・PMSの予防はこの時期に

●この時期のお肌

・少しずつ荒れはじめる人もいる

●この時期の心の調子

・だんだんのんびりモードに移っていく

●この時期の腸内

・便秘がはじまる人もいる

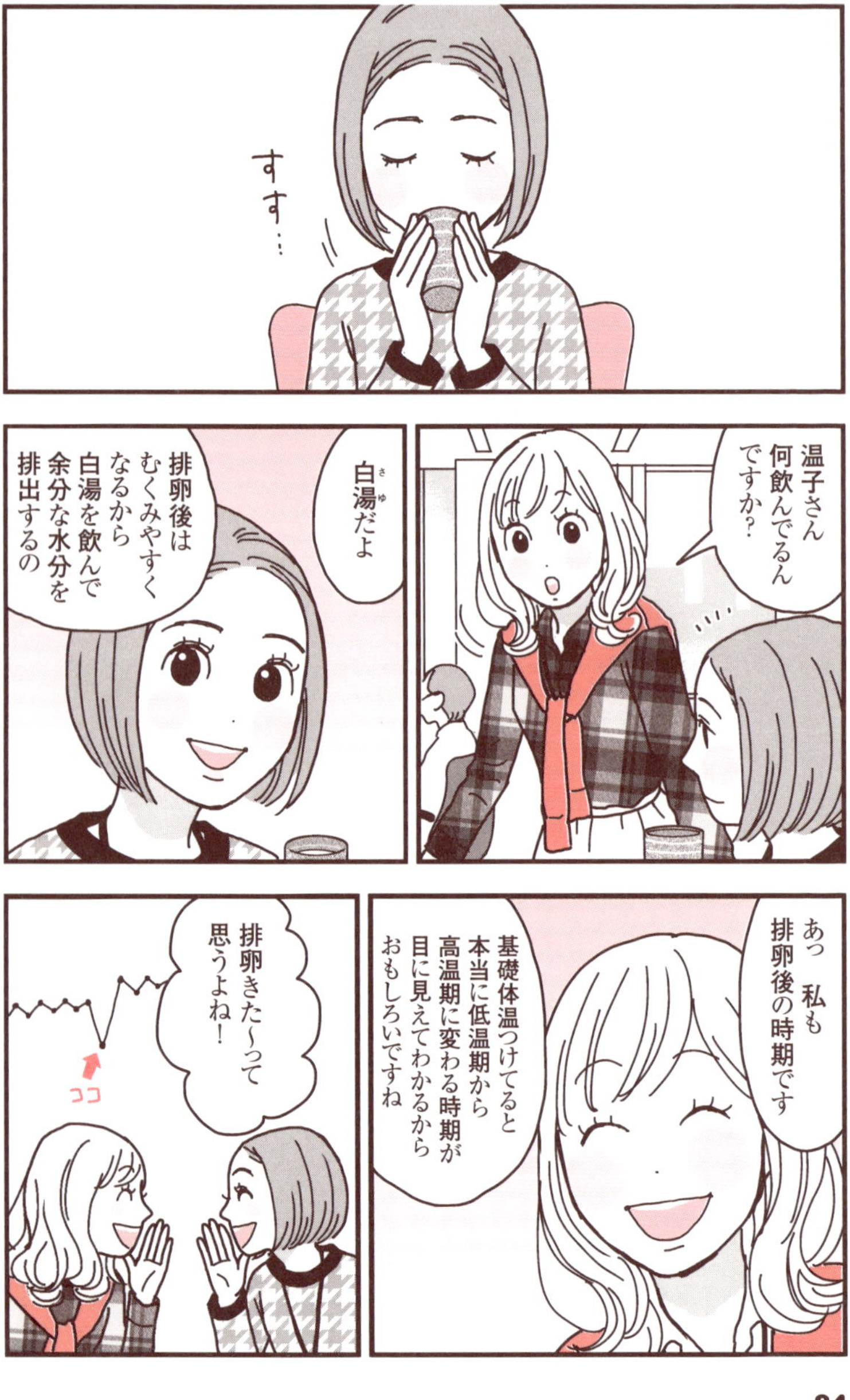
すす…
温子さん何飲んでるんですか？
…
白湯《さゆ》だよ
排卵後はむくみやすくなるから白湯を飲んで余分な水分を排出するの
あっ 私も排卵後の時期です
基礎体温つけてると本当に低温期から高温期に変わる時期が目に見えてわかるからおもしろいですね
排卵きた～って思うよね！
ココ

● 15～21日目（排卵後）のグラフ例

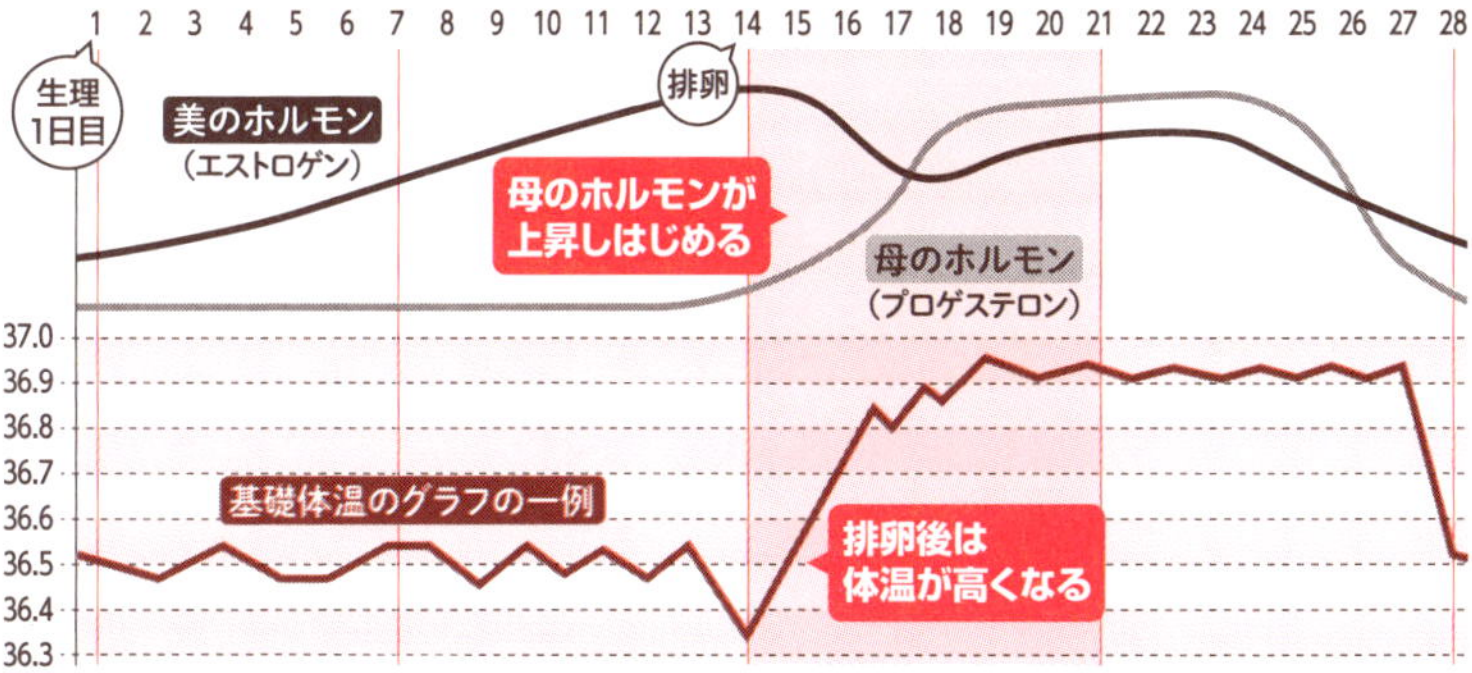

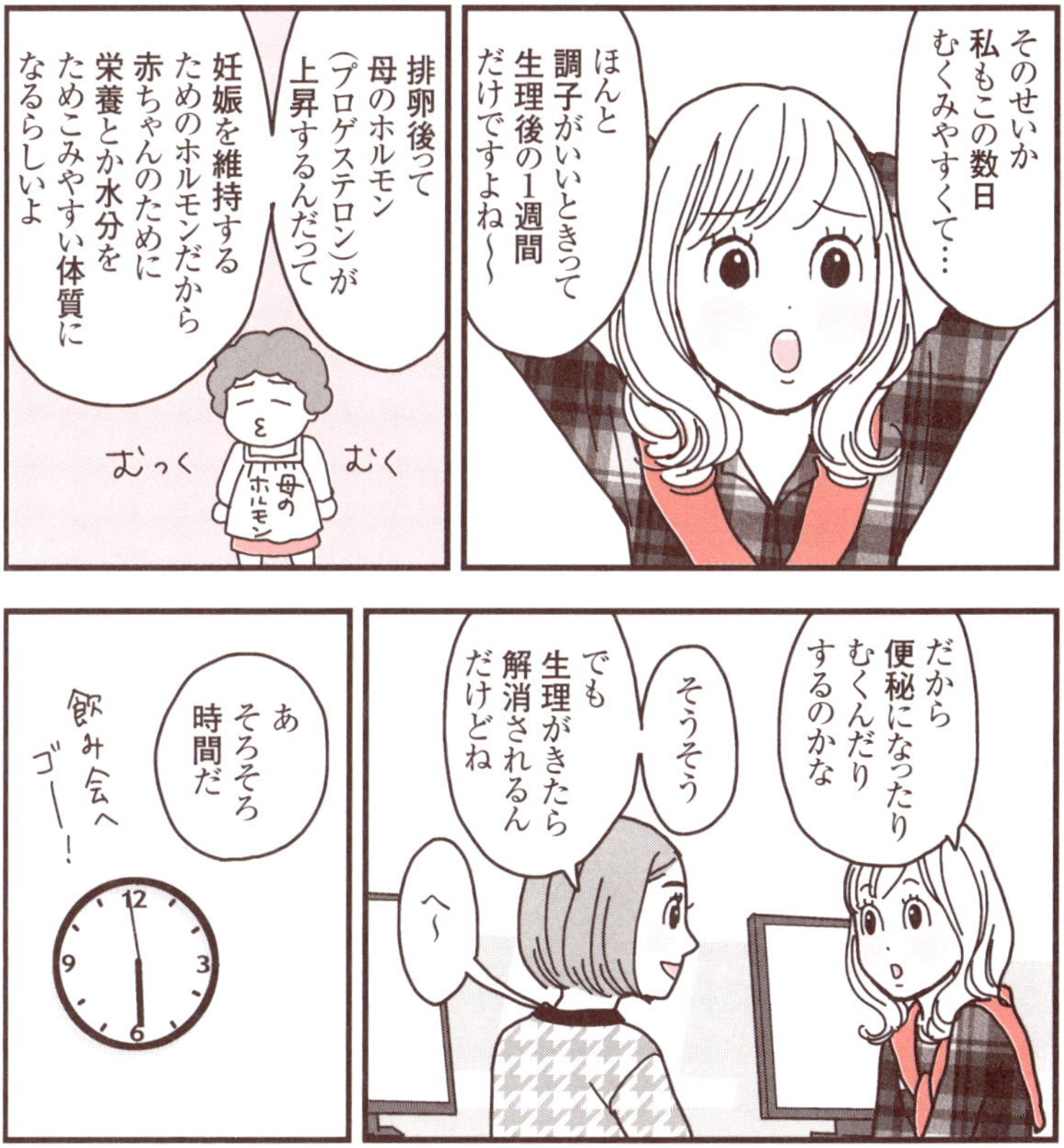

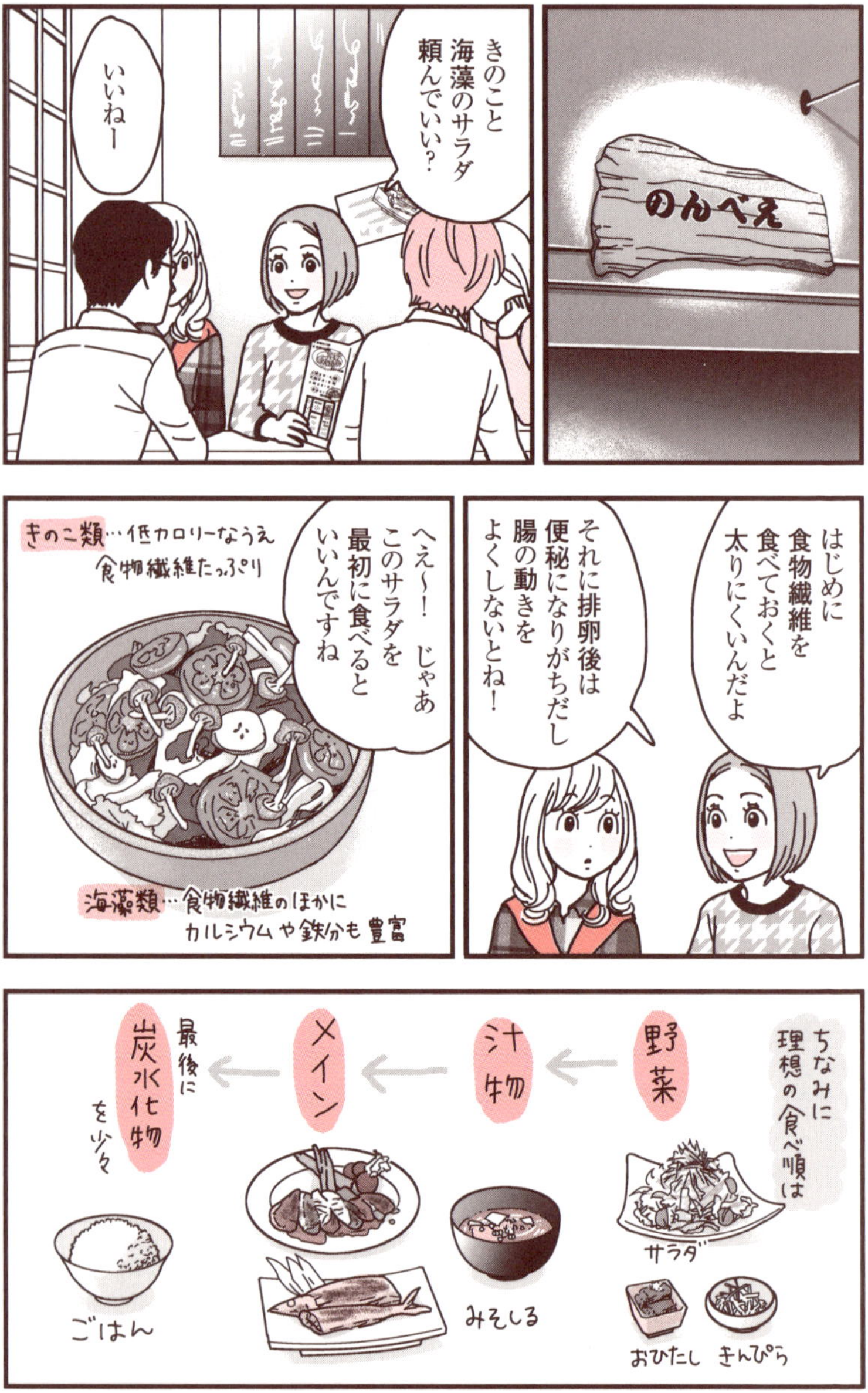
のんべえ
きのこと海藻のサラダ頼んでいい？
いいねー
はじめに食物繊維を食べておくと太りにくいんだよ
それに排卵後は便秘になりがちだし腸の動きをよくしないとね！
へえ～！ じゃあこのサラダを最初に食べるといいんですね
きのこ類…低カロリーなうえ食物繊維たっぷり
海藻類…食物繊維のほかにカルシウムや鉄分も豊富
ちなみに理想の食べ順は
野菜
汁物
メイン
最後に炭水化物を少々
サラダ
おひたし
きんぴら
みそしる
ごはん

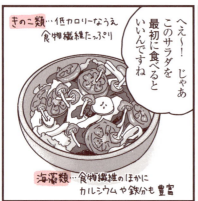

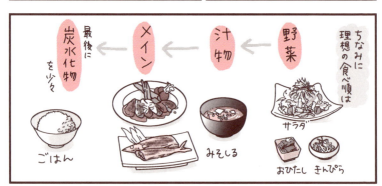

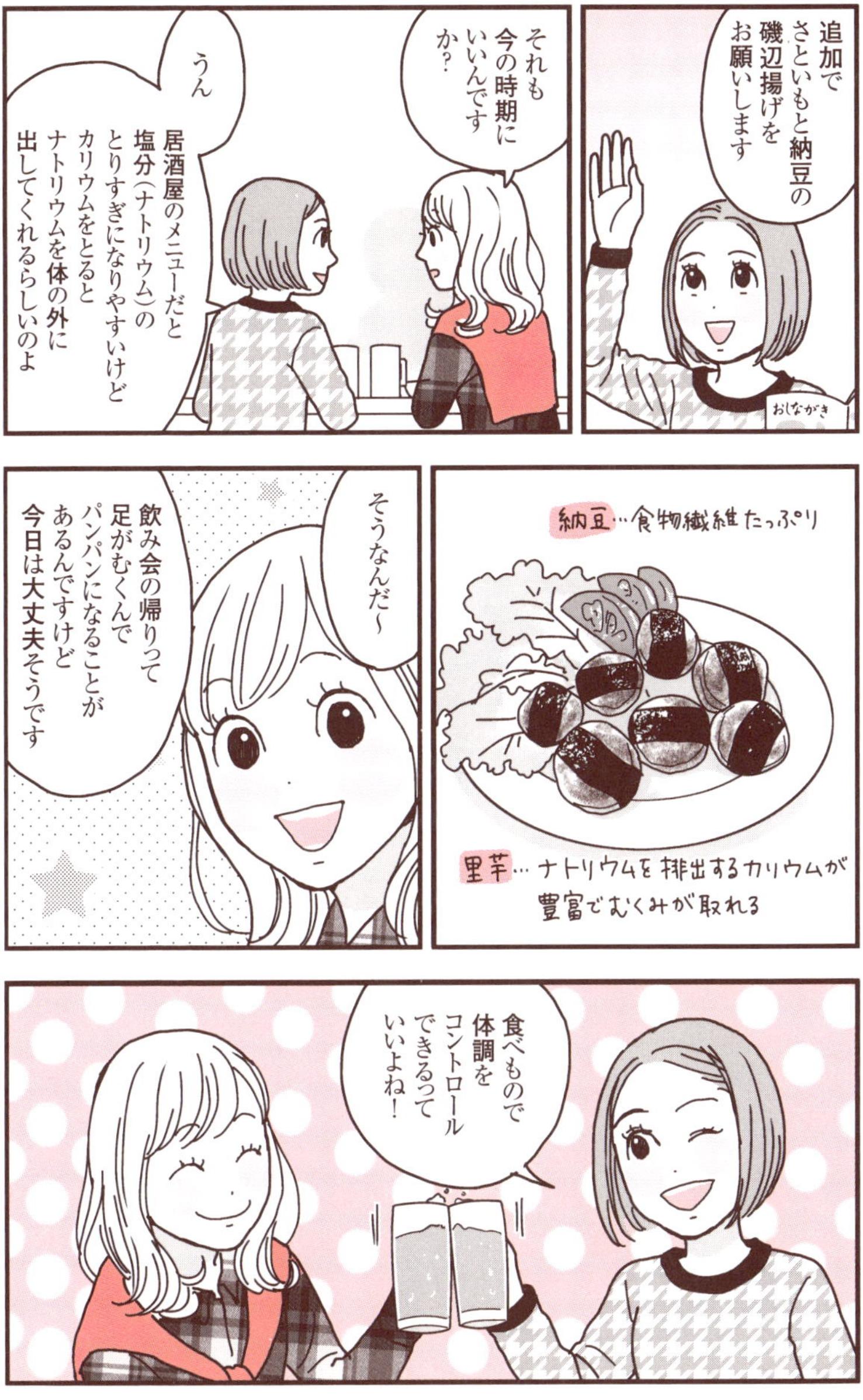
追加で
さといもと納豆の
磯辺揚げを
お願いします
おしながき
それも
今の時期に
いいんです
か？
うん
居酒屋のメニューだと
塩分（ナトリウム）の
とりすぎになりやすいけど
カリウムをとると
ナトリウムを体の外に
出してくれるらしいのよ
納豆…食物繊維たっぷり
里芋…ナトリウムを排出するカリウムが
豊富でむくみが取れる
そうなんだ〜
飲み会の帰りって
足がむくんで
パンパンになることが
あるんですけど
今日は大丈夫そうです
食べもので
体調を
コントロール
できるって
いいよね！

食物繊維

健康な腸内環境をつくるために欠かせません

水溶性と不溶性の2種類がある

人の消化酵素では消化できない難消化成分を、「食物繊維」といいます。食物繊維はお通じをよくし、腸内環境を整えるのに欠かせない存在です。

水に溶ける「水溶性」と、溶けない「不溶性」の2タイプがあり、それぞれ役割が異なります。水溶性食物繊維は、糖質やコレステロールの吸収を抑え、ミネラルの吸収率を高めてくれるものもあります。不溶性食物繊維は、水分を含んでかさを増し、腸をお掃除してくれます。

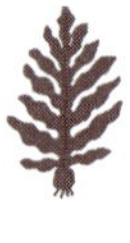

わかめ

海に囲まれた日本では、古来多くの海藻が食べられてきました。特にわかめ、こんぶ、のりの3つはおなじみ。わかめはカリウム、カルシウム、ビタミンA、鉄分、そして整腸・排泄作用のある食物繊維が豊富です。

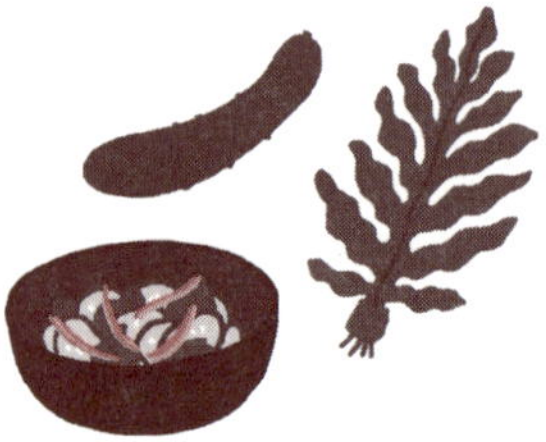

わかめときゅうりの酢の物（P104）

コレステロールや血糖の上昇を抑える

水溶性食物繊維は、善玉菌のエサになります。たくさんとることで腸に善玉菌が増え、免疫と深いつながりのある腸内環境が整うのです。

糖質やコレステロールの吸収を抑え、それらをからめとって一緒に排出してくれるのも、水溶性食物繊維のうれしい働きです。

食事のとき、はじめに水溶性食物繊維を食べるようにすると、あとから入って来る糖質や脂質の吸収を抑えてくれます。

きのこ類

きのこ類は食物繊維がとても豊富。不要な老廃物を外に出してくれ、生活習慣病の予防にも効果があります。便秘も解消され、しかもきのこ類は低カロリーなので、ダイエットにはうってつけです。

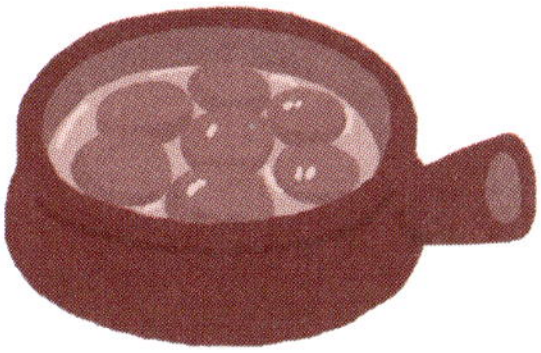

マッシュルームのオイル煮（P105）

りんご

ヨーロッパに「1日1個のりんごで医者いらず」という古いことわざがあるくらい、りんごは健康効果の高い果物です。水溶性食物繊維「ペクチン」が、特に皮に多く含まれ、整腸作用を発揮してくれます。

こんにゃく

おでんや田楽などのメニューで人気の食材で、こんにゃくいもからつくられます。グルコマンナンという食物繊維が含まれ、これが便秘に効果を発揮。消化されずに腸まで届き、老廃物を排泄してくれます。

野菜や果物の栄養は皮に集中している

野菜を調理するときは、たいてい、まず皮をむきますよね。果物も皮をむいて食べると思います。でも実は、野菜や果物の栄養は皮のあたりに集中しているのです。栄養をまるごといただくには、スポンジなどでよく洗ったうえで、皮ごと食べるのがいいでしょう。

たとえばじゃがいもの皮には、ビタミンCや、クロロゲン酸という、脂肪燃焼効果のあるポリフェノールが含まれています。りんごの皮にはリンゴポリフェノール、ビタミンC、食物繊維が含まれます。種も栄養の宝庫です。かぼちゃの種にはマグネシウム、亜鉛、カリウムといったミネラルがあります。

食物繊維

根菜やいも類には食物繊維がたっぷり

にんじん

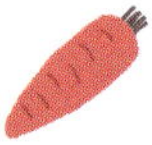

にんじんは、活性酸素を取りのぞいて免疫力を高めるβ《ベータ》カロテンがとても豊富。にんじんの英訳「キャロット」がカロテンの語源となっているくらいです。カルシウムやカリウム、食物繊維も豊富な食材です。

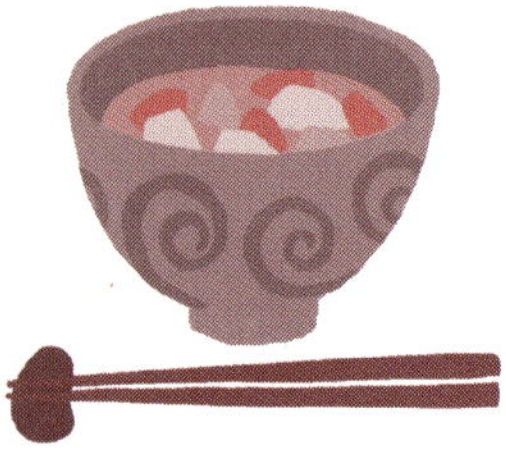

根菜のけんちん汁（P106）

大根

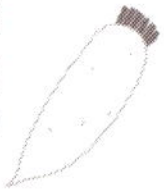

昔から食べられてきた野菜の1つ。根の部分に「ジアスターゼ」などの各種消化酵素が含まれるため、消化・解毒作用にすぐれています。ごぼうにもある食物繊維「リグニン」が豊富で、胃腸の働きを整えてくれます。

ごぼう

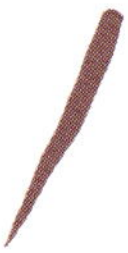

ごぼうは食物繊維の多い野菜の代表格。水溶性の「イヌリン」、不溶性の「ヘミセルロース」「リグニン」といった食物繊維に富み、腸を刺激してお通じをうながします。リグニンはガン予防の効果でも注目されています。

食物繊維は豊富でもいもの食べすぎはNG

「食物繊維たっぷりの野菜」と聞くと、お通じがよくなるし、カロリーも低くてヘルシー……そんなイメージをもつのではないでしょうか。

でも、中にはとりすぎに注意が必要な野菜もあります。それは、いも類や、にんじん、かぼちゃ。これらは野菜にしては糖質が多いのです。食べるときは、糖質の吸収を抑えてくれる水溶性食物繊維の豊富なものを先に食べておくなどの工夫をしましょう。

さつまいも

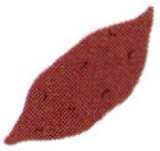

さつまいもの切り口からは白い液がにじみ出てきますが、これは「ヤラピン」という成分で、腸のぜん動運動をうながす作用があります。さつまいもを食べるとお通じがよくなるのは、ヤラピンと食物繊維の相乗効果なのです。

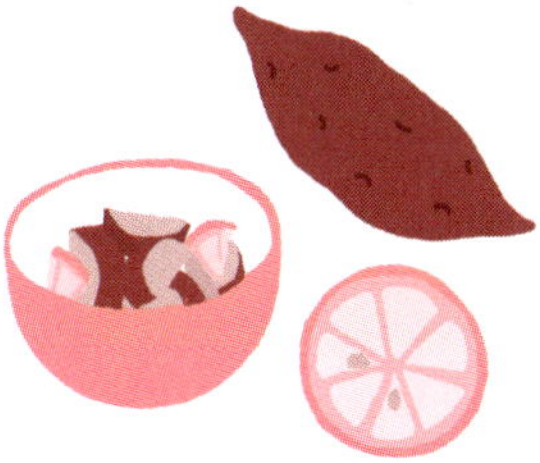

さつまいものレモン煮（P104）

さといも

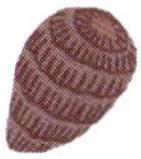

皮をむくときに手がすべるのは、「ムチン」というねばねばした成分が含まれているため。ムチンはタンパク質の消化吸収をうながし、解毒作用もあります。さといもは、ほかにカリウムや食物繊維も豊富です。

たけのこ

たけのこごはんや煮物に使われる風味豊かな食材ですが、日本以外では中国でしか食されていないそうです。栄養面で特にきわだった特徴はありませんが、食物繊維の含有量はトップクラスに入るものの1つです。

お通じをよくしながら有害物質を体外に排出

不溶性食物繊維は、体に取りこまれると、胃や腸で水分を吸収してふくらみます。これが腸を刺激して動きを活発にし、お通じをうながすのです。

「食物繊維が便秘に効く！」とよくいわれるのは、不溶性食物繊維のこの役割のためです。こんにゃくやさつまいもなどを食べて、便秘を解消した経験をもつ人は多いことでしょう。

ただし、すべての人にどんどんとりましょうとはお勧めできません。人によっては、お腹が張ってしまうこともあるからです。特に注意したいのは過敏性腸症候群の人。とりすぎるとかえって腸の調子を崩しかねないので、ほどほどにしましょう。

食物繊維

穀類や豆類をしっかり食べて便秘解消

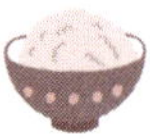

玄米

稲からもみ殻だけを取りのぞいた玄米は、精米後の白米に比べ、栄養面において断然すぐれています。ビタミンB1、B2、ビタミンE、カリウム、鉄分、亜鉛、すべて豊富で、食物繊維は白米の何倍もあります。

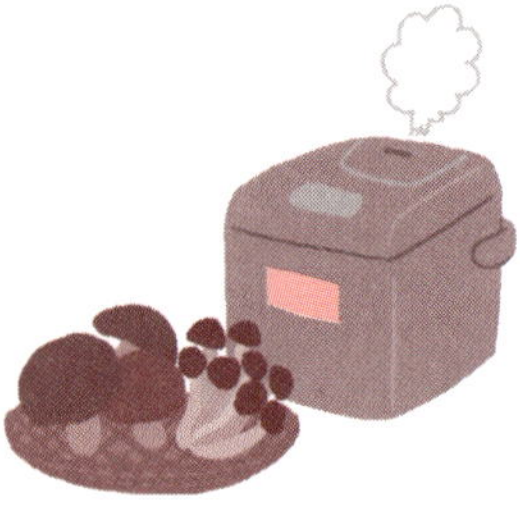

玄米のきのこごはん（P107）

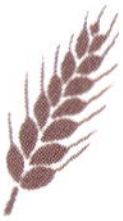

大麦

麦ごはんや麦とろ、麦茶に使われる大麦は、栄養価がとても高い食材です。特に食物繊維は、ごぼうよりも豊富。不溶性食物繊維だけでなく、不足しがちな水溶性食物繊維もバランスよく含んでいるのが魅力です。

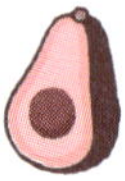

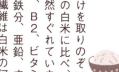

アボカド

オレイン酸などの良質な脂質をたっぷり含むアボカドは、果物の中ではタンパク質の含有量もトップクラスです。ビタミンB群やビタミンE、腸内環境を整える食物繊維も、かなり豊富に含んでいます。

便秘に悩む人の増加は食生活の変化が原因？

食物繊維は、1日に少なくとも20gはとりましょう。不足すると便秘になります。3日以上お通じがない、毎日出るけどスッキリしない、便が臭いという人は便秘を疑ってください。

戦前の日本人は、食物繊維が豊富な根菜や海藻、大豆、きのこをよく食べていました。そのためお通じの量は、今の倍以上あったのだとか。しかし今は食物繊維の摂取量がぐんと減り、便秘ばかりか、大腸がんにかかる人も増えているのです。

大豆&大豆製品

大豆には食物繊維がたっぷり含まれています。大豆からつくられる製品も同様ですが、豆腐、油揚げ、豆乳などは加工の過程で食物繊維が大幅に失われます。食物繊維が多く残っているのは納豆、おから、きな粉です。

小豆《あずき》

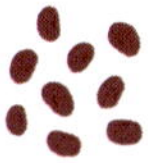

大豆と同様、小豆も栄養価の高い食材です。ビタミンB1、カリウム、食物繊維が豊富で、豆類の中では脂質が少ないのも特長。ポリフェノールの一種「サポニン」には利尿作用があり、むくみの解消に役立ちます。

キャベツ

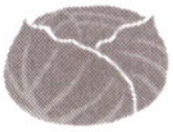

淡色野菜の中でも、キャベツはビタミン類やミネラルがとても豊富。胃腸の粘膜の修復をうながし、胃腸薬の成分にもなっている「ビタミンU」と、止血作用のあるビタミンKを含むのも特長です。食物繊維も含まれます。

その他、食物繊維を多く含む食材

食物繊維にはペクチン、マンナン、アルギン酸、セルロース、キチンなどの種類があります。すでに書いたもの以外に食物繊維が多いのはいちご、ひじき、菜の花、かぼちゃ、いんげん豆、ゆり根、きくいもなどです。

食べる量が少ないとどうしても便秘になる

今や女性の2人に1人が便秘だといわれます。患者さんたちを診ていても、1週間出ないという人は、もはや珍しくありません。

ひどい便秘になると、お腹がパンパンに張り、食事がとれなくなったり、気分が悪くなったりします。肌が荒れるなど、美容上の問題も出てきます。そうなると気持ちまでふさぎがちになってしまいますよね。

なぜ、女性に便秘が多いのでしょうか。理由の1つは、食べる量の少なさです。お通じをよくする食物繊維の摂取量も、若い人ほど足りていません。さらに冷えも便秘の原因になってしまうのです。

乳酸菌

ヨーグルトやチーズなどの乳製品にたっぷり

腸内環境を整え 免疫力を高めてくれる

乳酸菌とは、糖類を発酵させて乳酸をつくりだす菌類の総称です。２００以上もの種類があり、よく知られているビフィズス菌はその１つです。

人間の体内には多くの種類の乳酸菌がつねに存在しています。腸内環境を整えたり、免疫力を高めたりなど、人体によい影響を与えているため「善玉菌」ともいわれます。

発酵食品の製造にも、乳酸菌は広く使われています。

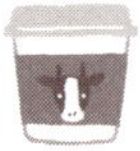

ヨーグルト

ヨーグルトは牛乳を乳酸菌で発酵させてつくられますが、この乳酸菌には腸内のビフィズス菌などの善玉菌を増やす作用があります。ヨーグルトが長寿食といわれているのは、善玉菌による整腸作用があるからです。

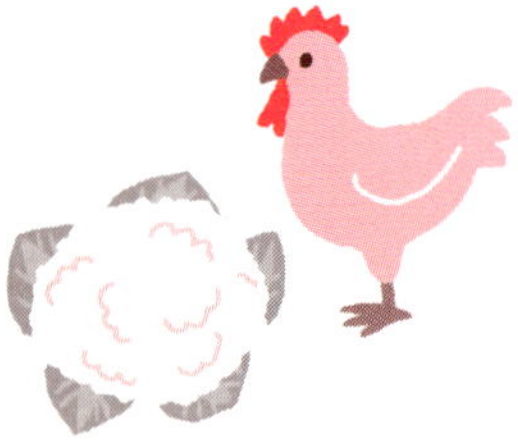

ヨーグルトチキンのタンドリーグリル
（P103）

動物性と植物性、どちらがパワフル？

乳酸菌と聞くと、ヨーグルトや乳酸菌飲料を思い浮かべる人が多いのではないでしょうか。これらは動物性の乳酸菌ですが、植物性の食品にも乳酸菌をたっぷり含んだものはたくさんあります。代表的なのが味噌やしょうゆ、漬物です。

植物性の乳酸菌は、強さにおいて、実は動物性よりも上です。動物性が牛乳をベースに穏やかに育っているのに対し、植物性は塩分や酸味たっぷりの過酷な環境で育っているからです。

チーズ

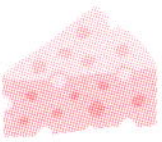

ナチュラルチーズとプロセスチーズがあり、ナチュラルチーズは生乳に乳酸菌や酵素を加えて発酵させて固めたもの。生きたままの乳酸菌が整腸作用を発揮します。これをさらに加熱・加工したのがプロセスチーズです。

モッツァレラチーズのささみ巻き（P103）

キムチ

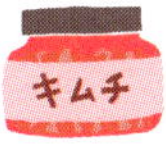

朝鮮半島を代表する伝統的な漬物です。乳酸菌が豊富でヨーグルトに匹敵するともいわれます。キムチにもさまざまな種類があり、唐辛子をふんだんに使った白菜キムチは日本の食卓にもすっかりなじんでいます。

キムチチャーハン（P107）

腸内環境のよしあしは心の健康にもかかわる

メキシコ人の1日あたりの便の量は、700～800gなのだとか。では日本人はどうかというと、200g出ればいいほうではないでしょうか。戦前の日本人は、今の倍以上の便が出ていたようですが、食生活の変化により、今や女性の2人に1人が便秘に悩んでいます。

お通じが順調なのは、腸内環境がいい証拠。そして腸内環境は、実は精神面の健康とも深くかかわっています。

メキシコ人の自殺率が世界一低いことや、逆に日本では年間3万人あまりの自殺者がいることは、腸内環境のよしあしとも関係があるのではないかともいわれているのです。

乳酸菌

味噌やしょうゆ、漬物など和の食材にも豊富

味噌

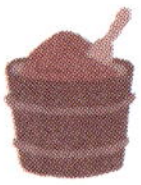

味噌は日本の台所に昔から欠かせない調味料の1つです。大豆を麹で発酵させてつくられ、もとの大豆に比べてかなり消化吸収されやすいものになっています。味噌の乳酸菌には、便秘解消などの整腸作用があります。

しょうゆ

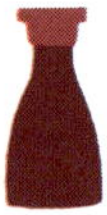

しょうゆも味噌と同様、古くからある日本の代表的な調味料で、私たちの台所や食卓の必需品です。しょうゆは、大豆や小麦を主原料に、乳酸菌や酵母菌、麹菌など多種類の微生物が働くことによってつくられています。

ぬか漬けなどの漬物

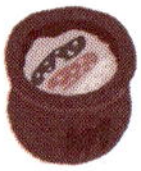

日本には多くの種類の漬物があります。その中でも、ぬか漬けやたくあん漬け、柴漬けなどの発酵をともなうものには乳酸菌が含まれます。ぬか床に日々の手入れが必要なのは、乳酸菌が生きているからです。

テンペ

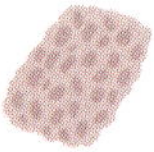

テンペはインドネシアの発酵食品で、大豆などをテンペ菌で発酵させてつくります。「インドネシアの納豆」とよばれることもありますが、納豆ほどくせはありません。日本でもヘルシーな食材として注目されています。

善玉菌のエサになり腸を整えるオリゴ糖

お通じをよくするためにとりたいものの1つに、オリゴ糖があります。オリゴ糖は善玉菌のエサになるので、食べると乳酸や酢酸が多く発生し、おかげで腸内環境が整っていくのです。

オリゴ糖にもさまざまな種類があり、「フラクトオリゴ糖」は玉ねぎやバナナなどに、「イソマルトオリゴ糖」は味噌やしょうゆ、はちみつなどに、「大豆オリゴ糖」は大豆などに含まれています。市販のシロップを利用するのもいいでしょう。

ピクルス

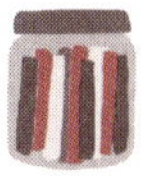

ピクルスは「漬物」という意味の英語。日本では西洋の漬物をこうよんでいます。発酵させてつくるものと、酢やワインなどに漬けてつくるものがあり、発酵させるものは乳酸発酵による強い酸味が特徴です。

ザワークラウト

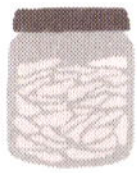

ドイツの代表的な料理として知られるキャベツの漬物です。ザワークラウトはドイツ語で「酸っぱいキャベツ」の意味。独特の酸味は乳酸発酵によって生まれるもので、酢を使っているわけではありません。

ザーサイ

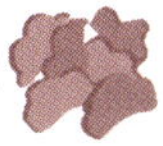

中国・四川省の伝統的な漬物ザーサイにも、乳酸菌がたっぷり含まれています。ザーサイはアブラナ科カラシナの青菜頭という野菜を、唐辛子やウイキョウ、八角などの香辛料とともに漬け込んでつくられます。

その他、乳酸菌を多く含む食材

このほかに乳酸菌を多く含むものには、乳酸菌飲料、甘酒、塩麹《しおこうじ》などがあります。サワーブレッドというヨーロッパの酸味のあるパンや、インド料理に欠かせないチャツネという調味料にも含まれています。

納豆菌は胃酸に負けず腸にしっかり届く

朝食のおかずの定番としておなじみの納豆は、納豆菌という菌を用いてつくられます。納豆菌はどこにでも生息していますが、特に多いのが稲のわらです。

納豆菌はとても強い性質をもち、過酷な環境のもとでも生きのびることができます。一般に乳酸菌は酸に弱いのですが、納豆菌は酸にも強く、胃を楽々と通過して、腸にしっかり届きます。しかもそこで何日間もとどまっていられるのです。

1パック(40g)の納豆を食べると約400億個の納豆菌が腸に入り、腸の調子を整え、悪玉菌や病原菌をやっつけてくれます。結果、自律神経やホルモンの調子も整います。

カリウム

トマト、ゴーヤ、きゅうりなどの夏野菜に多い

ナトリウムとともに血圧を調整している

カリウムは、私たちの生命活動の維持に欠かせないミネラルです。ナトリウムとお互いに作用しあって、体内の浸透圧を維持しながら、水分や成分濃度を調整しています。

特に重要な働きは、とりすぎになりやすいナトリウムを体外に排出するようにうながし、高血圧になるのを防いでくれること。

ほかには筋肉収縮や神経の伝達、心臓の働きを正常に保つ働きや、エネルギー代謝をうながす働きもしています。

トマト

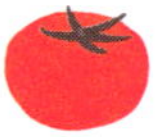

トマトは南米原産の夏野菜。ほどよい酸味が胃液の分泌をうながします。また、豊富に含まれるカリウムなどのミネラルが血液を浄化してくれます。赤い色は免疫力を強化するリコピンによるものです。

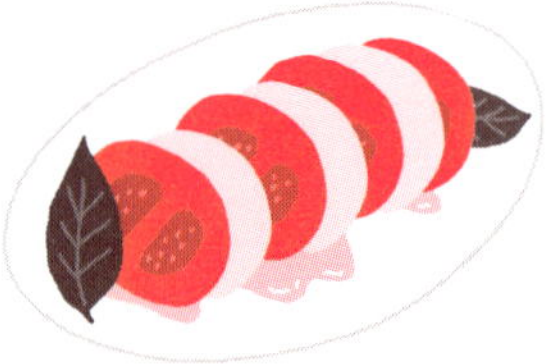

モッツァレラとトマトのカプレーゼ
（P135）

排卵後のむくみはカリウムで予防しよう

1日あたりのカリウムの目安量は、成人女性の場合、2000㎎です。さといもでは4～5個分、バナナでは約5～6本からとることができます。

カリウムが不足すると、ナトリウムの排出がとどこおるため、むくみやすくなります。現代人の食生活ではナトリウムをとりすぎになりがち。カリウムを含む食品をしっかり食べてバランスを取りましょう。

さといも

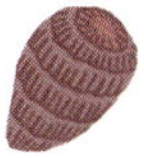

稲より前に日本に伝来していたという説があるくらい、日本に根づいている食材です。高血圧を予防するカリウムが豊富で、ぬめりのもとになっているガラクタンは免疫力を高めるといわれています。

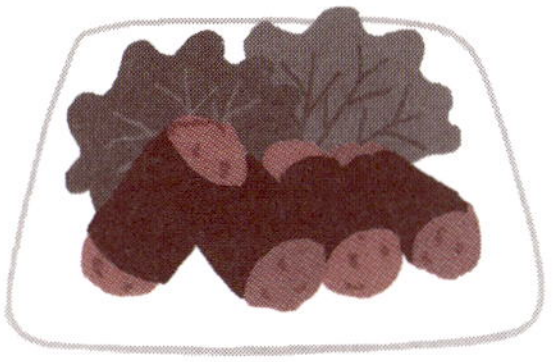

さといもと納豆の磯辺揚げ(P105)

ゴーヤ

沖縄を代表する食材ゴーヤは、別名の「苦瓜」があらわすように、苦味のあるウリ科の夏野菜です。ゴーヤに含まれるビタミンCは野菜の中でもかなり多く、しかも炒めても壊れにくいのが特長。カリウムも豊富です。

きゅうり

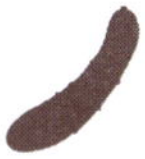

漬物やサラダに活躍するきゅうりは、トマトやなすとともに代表的な夏野菜。体の熱をとってくれるので、暑気あたりに効果があります。カリウムを多く含んでいるため利尿効果が高く、むくみ解消に役立ちます。

生理前の時期にはむくみが出やすくなる

今の若い女性の多くは、低体温で、強い冷えの悩みを抱えています。主な原因は、栄養不足と運動不足です。

冷えは、むくみという別の悩みも招きます。中には夕方になると脚が張って痛んだり、靴に足が入りにくくなるほど症状の重い人もいます。

排卵後から生理前にかけての時期は、むくみの症状が特に出やすくなります。その理由は母のホルモン(プロゲステロン)。もともと妊娠を維持する(＝お腹の赤ちゃんを守り育てる)ためのホルモンなので、分泌されると体が栄養や水分をためこみやすくなるのです。この時期に便秘になるのも同じ理由です。

カリウム

バナナやオレンジなら手軽にとれます

小豆《あずき》

お祝い事にいただく赤飯や、ぜんざい、おはぎ(ぼたもち)などの和菓子に欠かせない小豆は、東アジア原産です。カリウム、ビタミンB1が豊富。利尿効果の高さは昔からよく知られています。

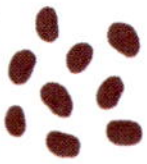

バナナ

東南アジア原産のバナナは、人類最古の食物の1つといわれています。カロリーが高く、2本でご飯1杯分になるので手軽なエネルギー補給に最適。ビタミン豊富で、ミネラルでは特にカリウムがたっぷり含まれます。

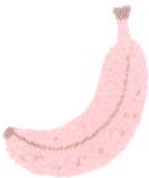

オレンジ

インド原産のオレンジには、バレンシアオレンジ、ネーブルオレンジ、ブラッドオレンジなどの種類があります。そのまま食べるほかジュースにも活躍します。栄養面ではビタミンCとカリウムの多さが特長です。

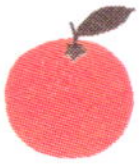

ざくろ

ざくろは木になる赤い実で、強い酸味のある果汁には、アントシアニンやタンニンなどのポリフェノールや、クエン酸が含まれています。ほかにもビタミンB1、B2、C、カリウムなど体にいい栄養素が豊富です。

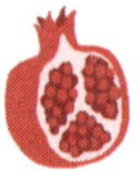

塩分のとりすぎも むくみの原因に

母のホルモン(プロゲステロン)の働きで、体が栄養や水分をためこみやすいこの時期は、むくみの症状が出やすくなります。

むくみの軽減や予防をするには、食事にも気をつけましょう。特に大事なのは塩分を控えること。ポテトチップスなどはもちろんですが、塩分とは一見関係なさそうなコーラなども塩分が含まれるので、注意しましょう。

じゃがいも

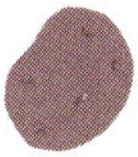

アンデス地方原産のじゃがいもは、肉料理のつけ合わせに最適な野菜です。ビタミンCが豊富で、しかもじゃがいものそれは加熱しても壊れにくいのが特長。食物繊維やビタミンB群、カリウムも豊富です。

やまいも

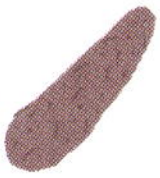

日本原産のやまいもには「自然《じねん》薯《じょ》」ともよばれる野生種のほか、長芋、大和芋などがあり、成分はどれもほぼ同じです。でんぷんを分解する「アミラーゼ」「ジアスターゼ」といった消化酵素や、カリウムが豊富です。

ミネラルウォーター（硬水）

カリウムをはじめ、各種ミネラルが豊富に含まれています。日本人には苦手な人もいますが、炭酸水ならとりやすいかもしれません。炭酸水は胃を刺激し、血行をよくします。朝、常温で飲むとよいでしょう。

その他、カリウムを多く含む食材

ほかにカリウムを多く含む食材として、アボカド、ブロッコリー、カリフラワー、ほうれん草、たけのこ、切り干し大根、ひじきなどがあります。植物性食品に多いですが、イカやさわら、鶏肉など動物性のものにも含まれます。

体を冷やす夏野菜はなるべく火を通して

私たちの体内の水分や、成分濃度を調整しているのは、カリウムとナトリウムという2つのミネラルです。この2つは正反対の働きをしながら、つねにセットで作用しあっています。

カリウムは、私たちの細胞内に多く含まれます。一方のナトリウムは、細胞外の体液中に多く含まれます。

カリウムには、ナトリウムを体外に排出する働きがあり、血圧を下げる効果があります。

きゅうり、トマト、ゴーヤなどの夏野菜にカリウムは豊富に含まれますが、体を冷やすので、なるべく火を通して食べることをお勧めします。

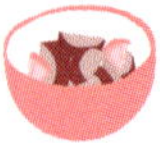

15〜21日目（排卵後）のおすすめレシピ

実は食物繊維がとても豊富なアボカドは、栄養の優等生

アボカドのグラタン 主菜

●材料(2人分)

アボカド：1個【食物繊維】【脂質】
トマト：1/2個【カリウム】
モッツァレラチーズ：80g【乳酸菌】
（お好みで）しょうゆ：適量【乳酸菌】

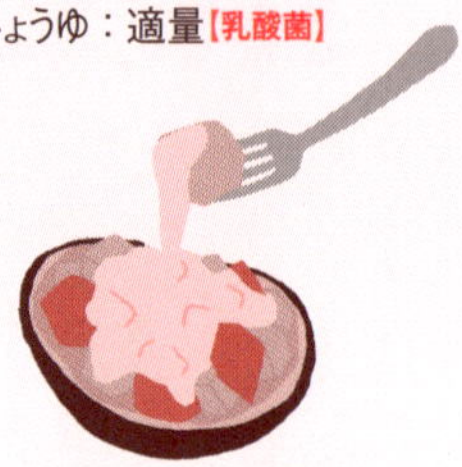

●作り方

①アボカドを半分に切り、種を取りだし、中身を2cm角程度のさいの目切りにする。
②トマトも同様の大きさに切りそろえて、塩をふり、軽く①と混ぜておく。
③アボカドの皮に②を入れて上にモッツァレラチーズをのせてオーブンでチーズが溶けるまで焼く。お好みでしょうゆをかけて。

キムチの乳酸菌をたっぷりの野菜といっしょに

やさいたっぷり豚キムチ 主菜

●材料(2人分)

キムチ：60g【乳酸菌】
豚ロース：100g【タンパク質】
玉ねぎ：1/2個
白菜：3葉
にんじん：5cm長さ
もやし：1つかみ
にら：4本
しめじ：1/3パック【食物繊維】
酒：大さじ2
にんにくすりおろし：少々
しょうゆ：大さじ2
オリーブオイル：大さじ1【脂質】

●作り方

①玉ねぎ、にんじんは皮をむいて千切りにし、にらは3cm程度に切り、白菜は3cm程度のざく切りにする。しめじは石づきをとり、もやしはひげをとっておく。
②フライパンにオリーブオイルをひき、キムチ、にんにくのすりおろしを入れて火にかけ、すぐに玉ねぎ、にんじん、しめじ、白菜、豚ロース、酒、しょうゆを入れて色が変わるまで炒める。
③肉の色が変わったら、もやし、にらを加えてさっと混ぜ合わせる。

※キムチは種類によって乳酸菌の量が違うので、なるべくしっかり漬けた本物を選んで。

乳酸菌の王道をお肉と一緒にどうぞ

ヨーグルトチキンのタンドリーグリル 主菜

●材料(2人分)

鶏もも肉：2枚【タンパク質】
無糖ヨーグルト：100g【乳酸菌】
カリフラワー：小房4個分【カリウム】
にんにくすりおろし：少々
カレー粉：大さじ2
塩：小さじ1
オリーブオイル：大さじ1と½【脂質】

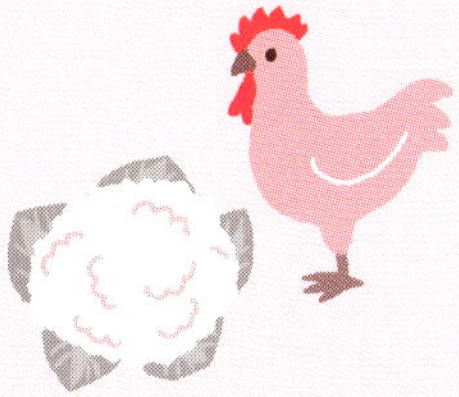

●作り方

①鶏もも肉は皮にフォークなどで穴をあけ、一口大に切り、肉が均等な厚さになるように切れ目を入れてから、塩をよくもみこむ。
②塩を落とさず、そのままビニール袋に入れ、ヨーグルト、にんにく、カレー粉を入れて、合わせてもみこむ。
③カリフラワーはやわらかくなるまで蒸しておく。
④フライパンにオリーブオイルを入れて火にかけ、温まったらすぐに②で漬けた肉を入れて焼く。しっかり中まで火が通ったら、カリフラワーもフライパンに入れて軽く炒める。

※カリフラワーにはカリウムがたくさん。ゆでこぼさずに蒸して調理を。

揚げるよりも焼くだけのほうがヘルシー

モッツァレラチーズのささみ巻き 主菜

●材料(2人分)

モッツァレラチーズ：60g
【乳酸菌】【タンパク質】
鶏ささみ：4枚【タンパク質】
青じそ：4枚
塩：少々
こしょう：少々
オリーブオイル：大さじ1【脂質】

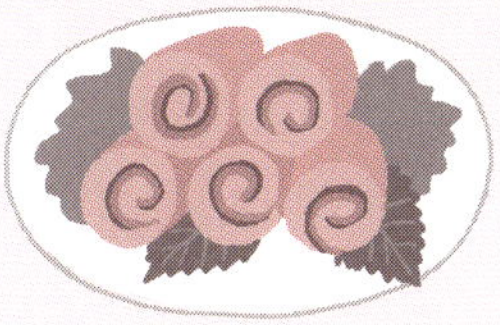

●作り方

①ささみは開いて、筋をとり、切れ目を入れて軽くたたき、肉厚が均等になるように伸ばしておき、塩こしょうをする。
②ささみの上に青じそ、モッツァレラチーズ15g程度をのせて巻く。
③フライパンにオリーブオイルを入れ、②のささみ巻きを、巻き終わりを下にして並べて焼く。

食事の最初に水溶性食物繊維を

わかめときゅうりの酢の物 副菜

●材料(2人分)

わかめ(戻したもの/または生わかめ)：
　1にぎり【食物繊維】
きゅうり：1本【カリウム】
みょうが：1個
米酢：大さじ2
砂糖：大さじ1

●作り方

① わかめは一口大に切っておく。
② きゅうりは薄い輪切りにし、塩少々(分量外)をもみこみ、水気をしぼり、みょうがは千切りにしておく。
③ 耐熱容器に酢、砂糖を入れ電子レンジ(500W)で40秒加熱し、よく混ぜ合わせておく。冷めたら①と②を入れてあえる。

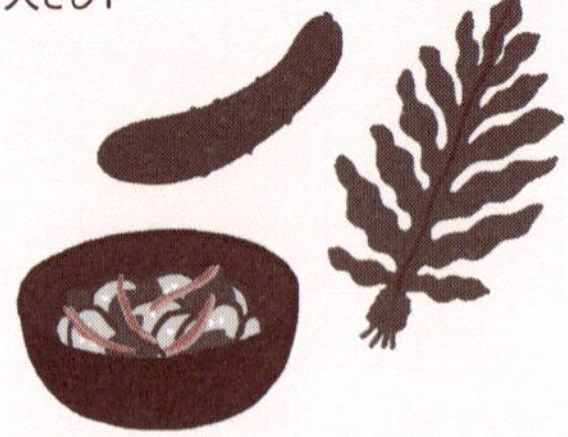

おやつにもおかずにも適した一品。お弁当にもどうぞ

さつまいものレモン煮 副菜

●材料(2人分)

さつまいも：120g【食物繊維】
レモン：1/2個
はちみつ：大さじ1

●作り方

① さつまいもは皮をまだらにむき1cmの半月切りにし、水にさらしておく。
② 鍋に①を入れ、水(分量外)をひたひたまで加え、火にかける。
③ 沸騰して5分ほどしたら、レモンとはちみつを加えて、さらにやわらかくなるまで煮る。

※冷蔵庫で3〜4日ほど持つので作り置きしておいても。

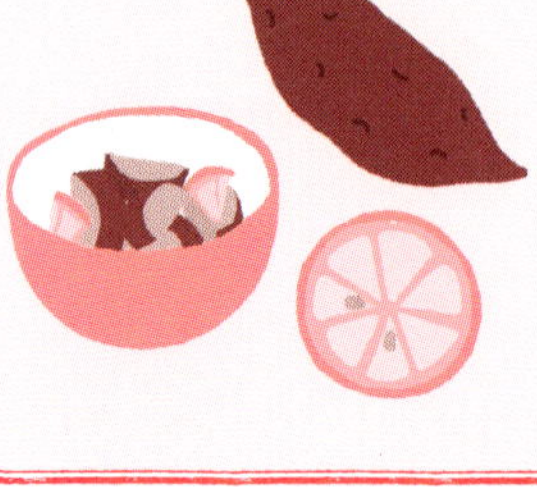

排卵後のむくみをとるカリウム&食物繊維&乳酸菌

さといもと納豆の磯辺揚げ 副菜

●材料(2人分)

さといも：6個【食物繊維】【カリウム】
納豆：1パック【タンパク質】【食物繊維】
のり：10枚
しょうゆ：数滴【乳酸菌】
片栗粉：適宜
オリーブオイル：適宜【脂質】

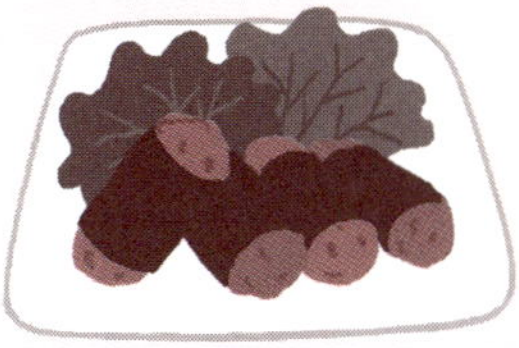

●作り方

① さといもは、皮のまま洗い、水気がついたまま耐熱容器に入れ、ラップをして電子レンジ(500W)で約5分、やわらかくなるまで加熱する。
② さといもは皮をむいてボウルに入れてつぶし、納豆としょうゆを入れ、よく混ぜ合わせる。
③ のりで②を巻いてから、片栗粉を軽くまぶし、多めの油で揚げ焼きのようにする。表面に焼き色がついたらできあがり。

おつまみにぴったりで意外とヘルシー

マッシュルームのオイル煮 副菜

●材料(2人分)

マッシュルーム：8個【食物繊維】
にんにく：1かけ
オリーブオイル：適宜【脂質】
塩：小さじ1

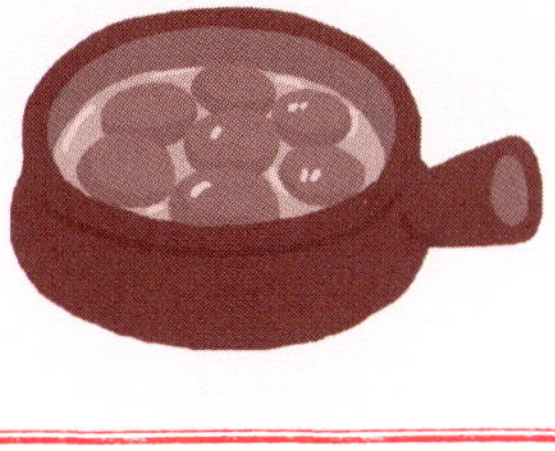

●作り方

① 小鍋にマッシュルームを敷き詰めるようにして入れ、にんにくはみじん切りにする。
② ①の鍋にひたひたになるまでオリーブオイルを加え、塩を入れた後、火にかける。
③ マッシュルームが小さくなり色が変わったらできあがり。

※余ったオイルはパスタとあえたり、ドレッシングにしたりできます。

食物繊維が豊富な根菜を和風だしで

根菜のけんちん汁 汁物

●材料(2人分)

さといも：3個【食物繊維】【カリウム】
にんじん：1/2本【食物繊維】
大根：5cm程度【食物繊維】
和風だし：500ml
しょうゆ：数滴【乳酸菌】
塩：1つまみ

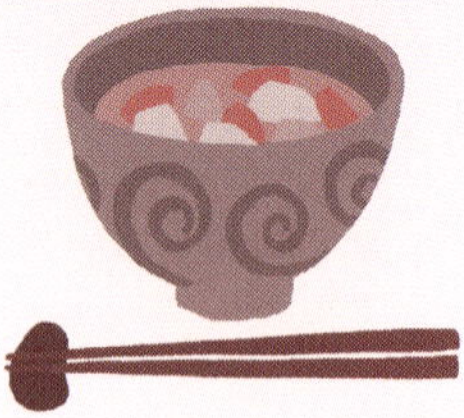

●作り方

① さといもは皮のまま洗い、水気がついたまま耐熱容器に入れラップをして電子レンジ(500W)で3分加熱して、皮をむいて一口大に切っておく。
② にんじん、だいこんは半月切りにし、和風だしでやわらかくなるまで煮たら、①のさといもを加え、しょうゆを数滴加える。
③ 塩で味をととのえてできあがり。

※ さといもはゆでこぼさず、ゆで汁も一緒にとることでカリウムがとれる。

胚芽パンを足すと栄養たっぷりの朝ごはんに

ミネストローネスープ 汁物

●材料(2人分)

ベーコン：2枚【タンパク質】
キャベツ：中葉3枚【食物繊維】
玉ねぎ：1/2個
にんじん：1/2本【食物繊維】
じゃがいも：1/2個【食物繊維】【カリウム】
トマト：1個【カリウム】
コンソメキューブ：1個
トマト缶(角切り)：1/2缶【カリウム】
水：500ml
オリーブオイル：小さじ1【脂質】

●作り方

① 野菜とベーコンはすべて色紙切りまたは薄めの角切りに切りそろえておく。
② 中型の深鍋にオリーブオイルを熱し、ベーコン、玉ねぎ、にんじんを炒め、色づいたらほかの野菜も全部加えて軽く炒め合わせ、水、コンソメキューブ、トマト缶を入れて煮る。
③ 野菜がやわらかく煮えたらできあがり。必要に応じて塩で味をととのえる。

食物繊維たっぷり！　2種類のきのこでうまみアップ

玄米のきのこごはん 主食

●材料(2人分)

しいたけ：2枚【食物繊維】
しめじ：1/4パック【食物繊維】
薄口しょうゆ：大さじ2【乳酸菌】
玄米：2合【食物繊維】
和風だし：400ml

●作り方

① しいたけは石づきをとって薄切り、しめじは石づきをとってほぐしておく。
② 玄米をよく研ぎ、炊飯器の釜に入れ、和風だしを炊飯器に表示の分量まで加えて、①と薄口しょうゆを加え、炊飯器の玄米モード(または通常でも)で炊飯する。

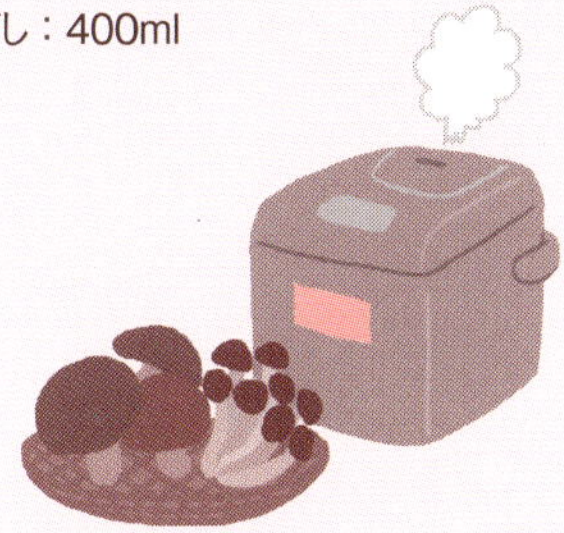

混ぜ合わせて炒めるだけで乳酸菌を簡単に摂取

キムチチャーハン 主食

●材料(2人分)

ごはん：2膳分
長ねぎ：1/4本
卵：2個【タンパク質】
キムチ：50g【乳酸菌】
しょうゆ：小さじ2【乳酸菌】
オリーブオイル：大さじ1【脂質】

●作り方

① キムチは小さめに切り、汁ごとボウルに入れる。
② ①のボウルにごはん、卵を入れてよく混ぜ合わせる。
③ フライパンにオリーブオイルを軽く熱し、小口切りにした長ねぎを入れてさっと炒めて②を入れて手早く炒め合わせて、しょうゆで味をととのえる。

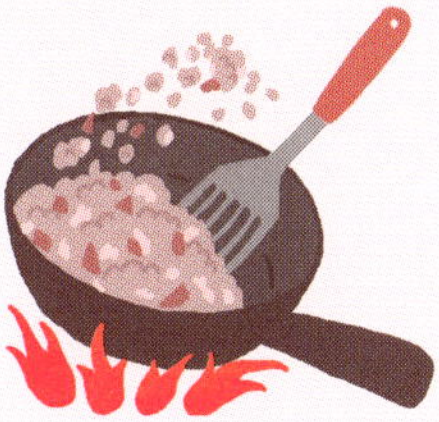

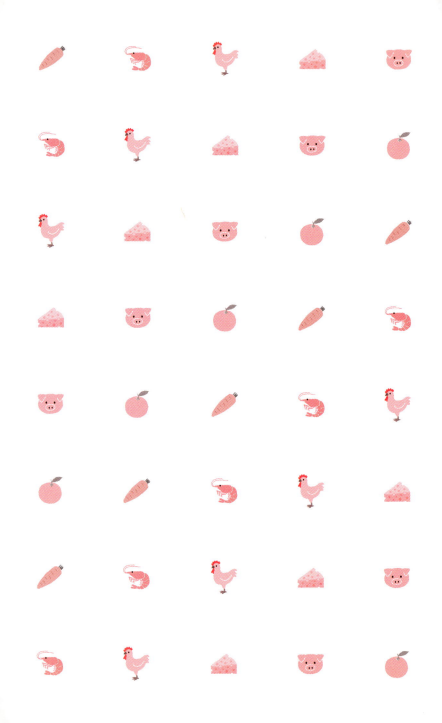

22日目〜28日目

ゆううつな生理前におすすめの食材&レシピ

●この時期の体調
・不安定（母のホルモンが優位になる）
・栄養や水分をためこみやすい
・PMSに悩まされる人も

●この時期のお肌
・皮脂が増え、ニキビができやすい
・表面はべたついても中は乾燥
・日焼けによるシミができやすい

●この時期の心の調子
・イライラやゆううつ感、不安が出てくる
・行動がおっくうになることも

●この時期の腸内
・ためこみモードで便秘がち

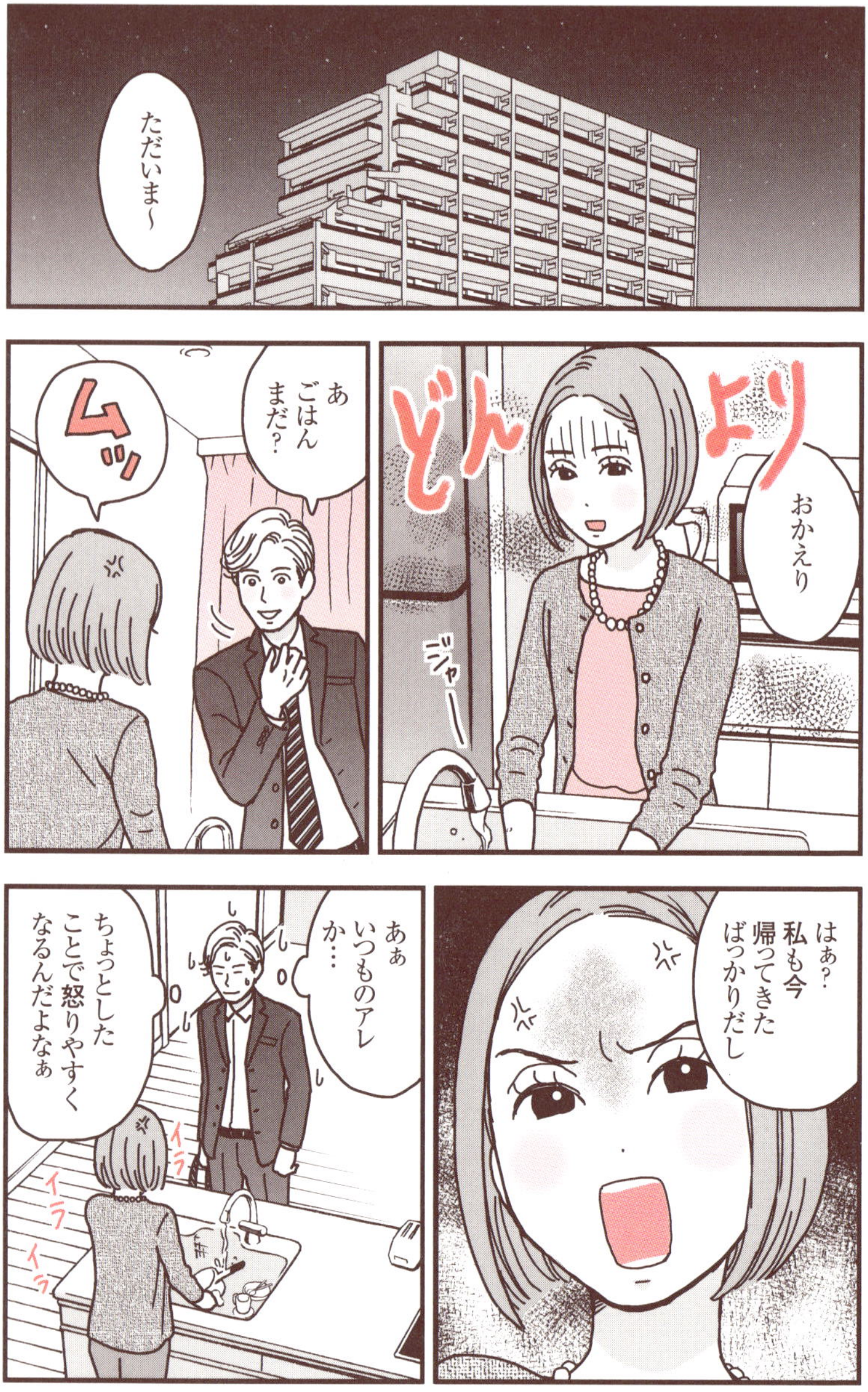
ただいま～
どんより
おかえり
ジャー
あ ごはん まだ？
ムッ
はぁ？ 私も今 帰ってきた ばっかりだし
あぁ いつものアレ か…
ちょっとした ことで怒りやすく なるんだよなぁ
イラ
イラ
イラ

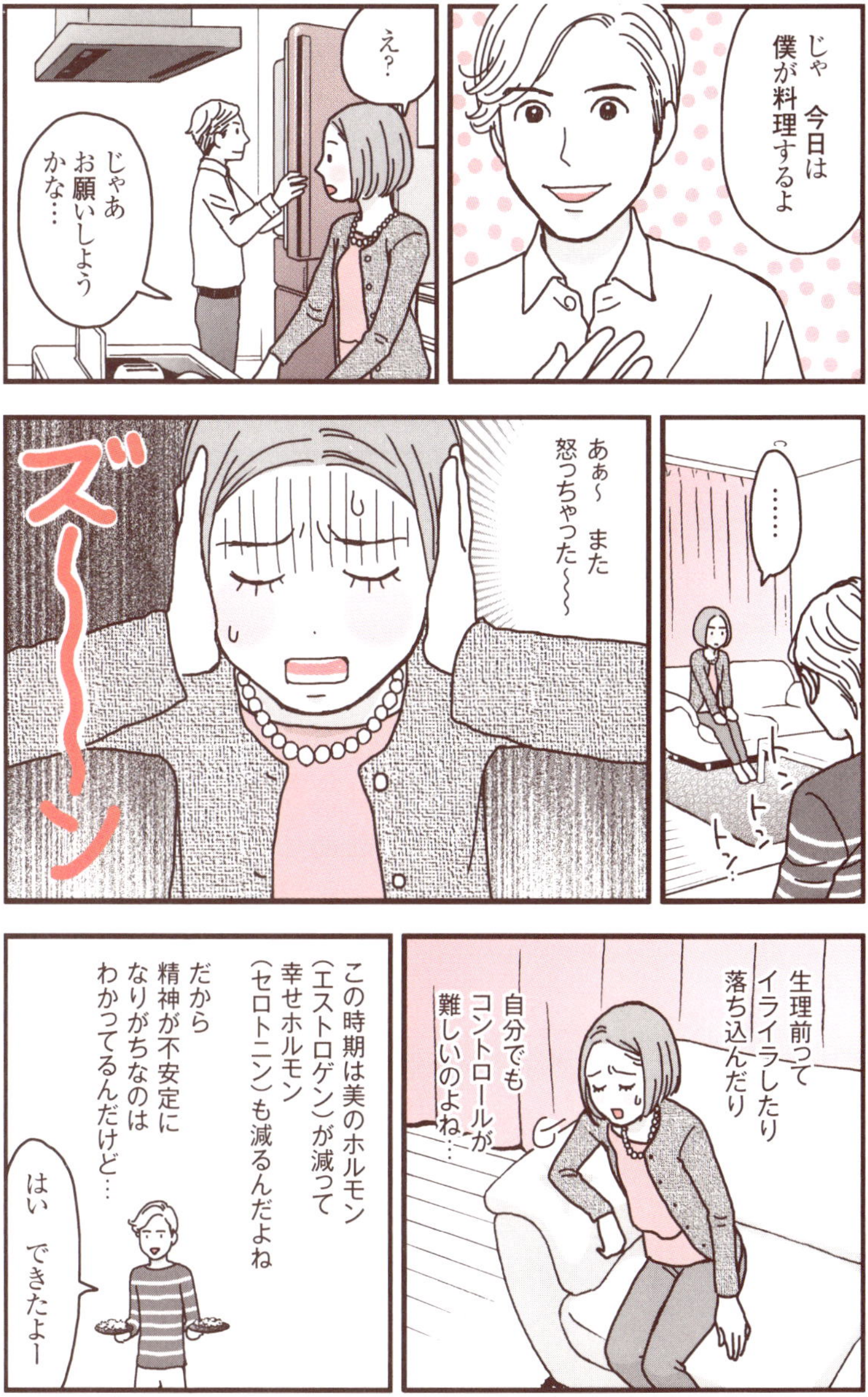
じゃ 今日は僕が料理するよ
え？
じゃあお願いしようかな…
………
トン トン トン…
あぁ〜 また怒っちゃった〜〜
ズ〜〜ン
生理前ってイライラしたり落ち込んだり
自分でもコントロールが難しいのよね…
この時期は美のホルモン（エストロゲン）が減って幸せホルモン（セロトニン）も減るんだよね
だから精神が不安定になりがちなのはわかってるんだけど…
はい できたよー

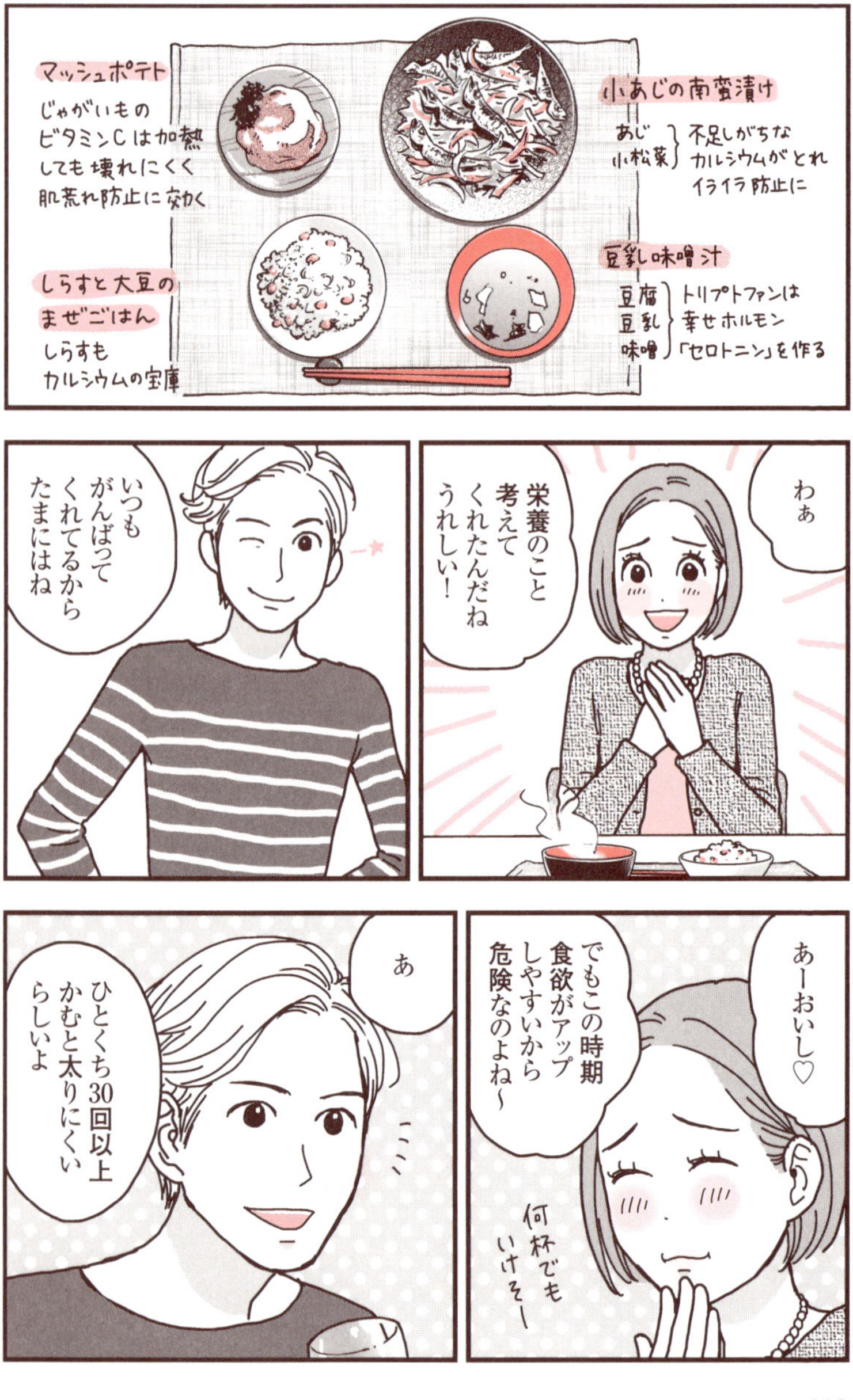
マッシュポテト
じゃがいものビタミンCは加熱しても壊れにくく肌荒れ防止に効く
小あじの南蛮漬け
あじ 小松菜
不足しがちなカルシウムがとれイライラ防止に
しらすと大豆のまぜごはん
しらすもカルシウムの宝庫
豆乳味噌汁
豆腐 豆乳 味噌
トリプトファンは幸せホルモン「セロトニン」を作る
わぁ
栄養のこと考えてくれたんだねうれしい！
いつもがんばってくれてるからたまにはね
あーおいし♡
でもこの時期食欲がアップしやすいから危険なのよね～
何杯でもいけそー
あ
ひとくち30回以上かむと太りにくいらしいよ

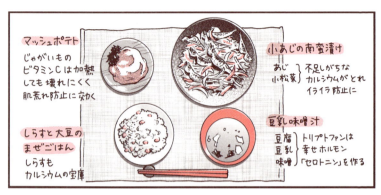

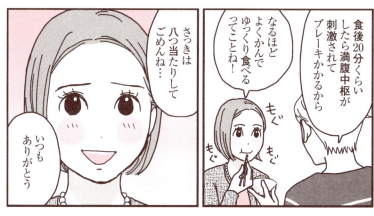

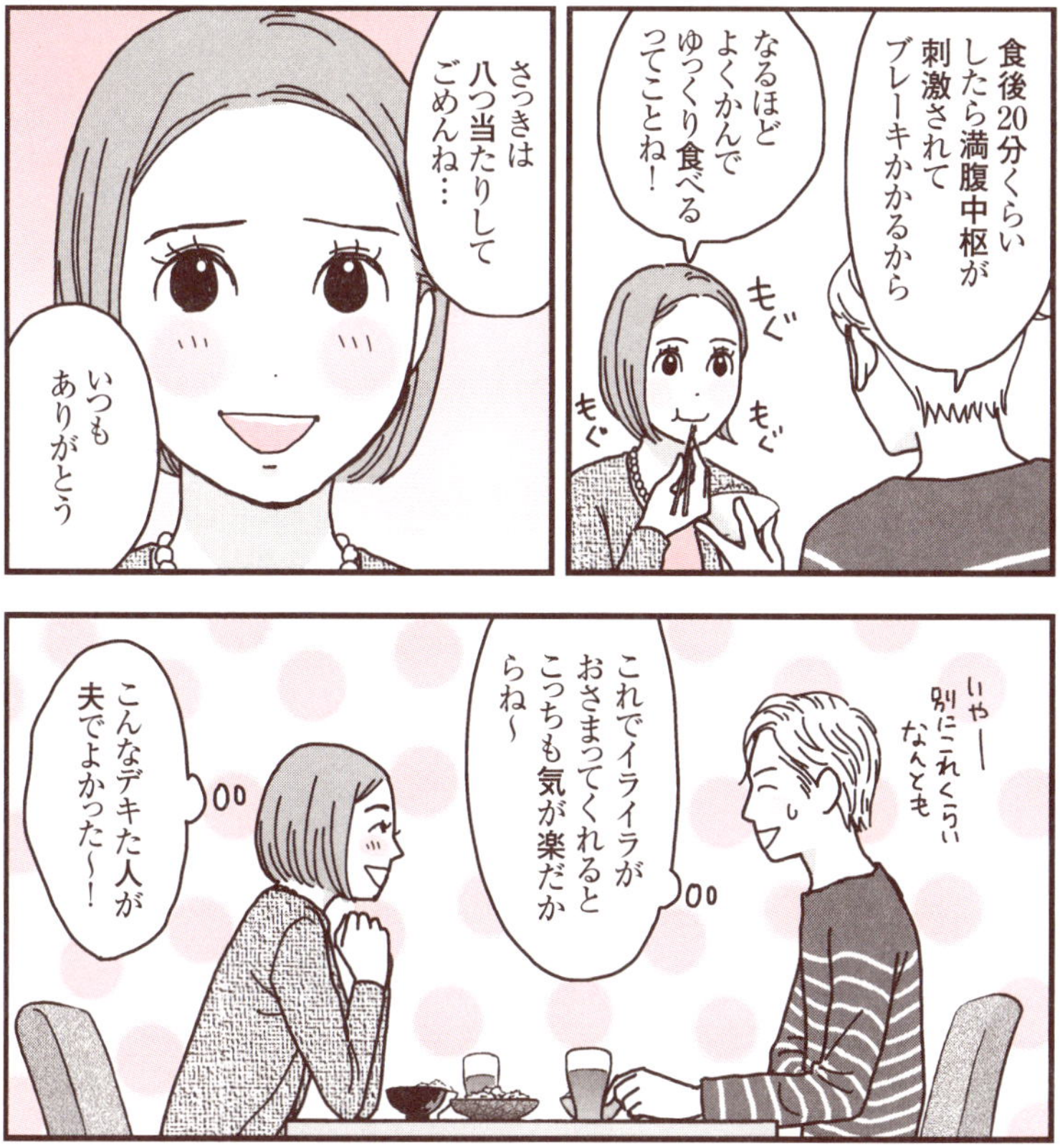

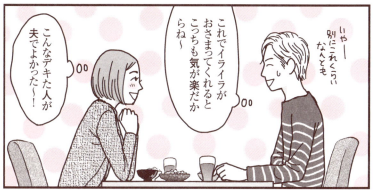

●22〜28日目（生理前）のグラフ例

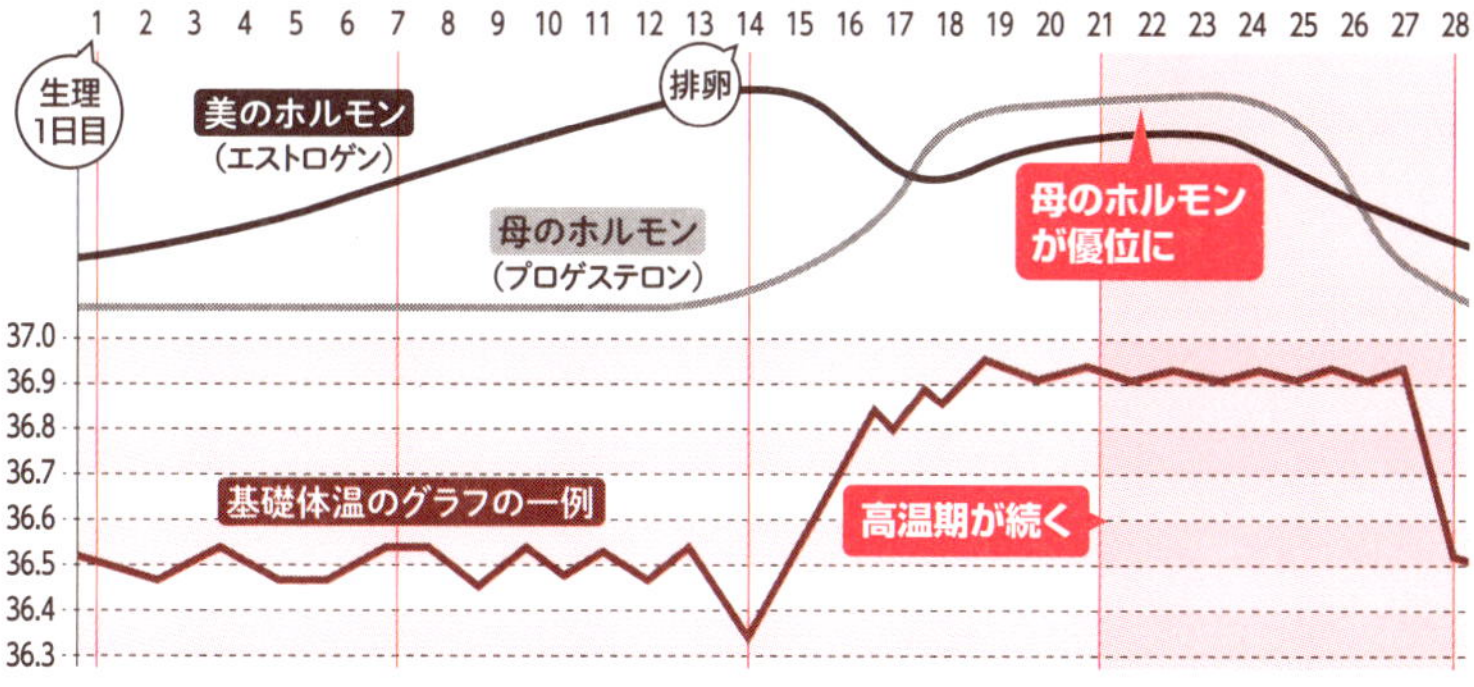

カルシウム

牛乳やチーズなどの乳製品で骨を丈夫に

丈夫な骨や歯をつくり 生命活動をサポート

体内にいちばん多く存在するミネラルは、丈夫な骨や歯をつくるカルシウムです。体重の1～2％を占めており、そのうち99％が骨や歯に存在しています。

残りの1％は血液や筋肉などのあらゆる細胞にあり、筋肉の収縮、血液の凝固、神経の興奮の抑制といったさまざまな生命活動をサポートしています。

日本人に不足しがちなミネラルの1つであり、特に女性は閉経後に骨量が減るため、若いときから積極的にとりたいものです。

牛乳

「カルシウムの補給には牛乳が最適」と、一般にいわれています。それは、カルシウム含有量が抜群に多いのと、消化吸収のよさからです。ただ、体質的に合わない人もいるので、自分の体との相性も見きわめましょう。

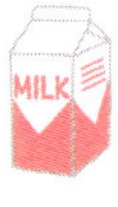

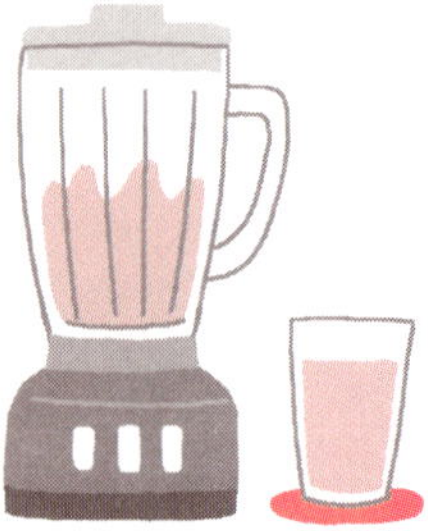

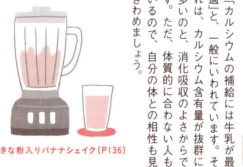

きな粉入りバナナシェイク（P136）

不足すると骨が弱ったり イライラしやすくなる

1日あたりのカルシウムの推奨量は、成人女性の場合、650㎎です。牛乳では約3・2杯、しじみの味噌汁では約6杯、木綿豆腐では約1・3丁からとることができます。

カルシウムが不足すると骨量が減り、骨折しやすくなったり骨《こっ》粗《そ》鬆《しょう》症《しょう》になったりします。また、イライラしがちになるなどの症状も出やすくなります。

チーズ

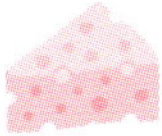

生乳を発酵させて固めたチーズにもカルシウムは豊富に含まれます。１００g中に含まれる量は、牛乳が１１０㎎なのに対し、チーズは６３０㎎。水分が少ない分、牛乳の栄養をぎゅっと詰まったかたちでとれます。

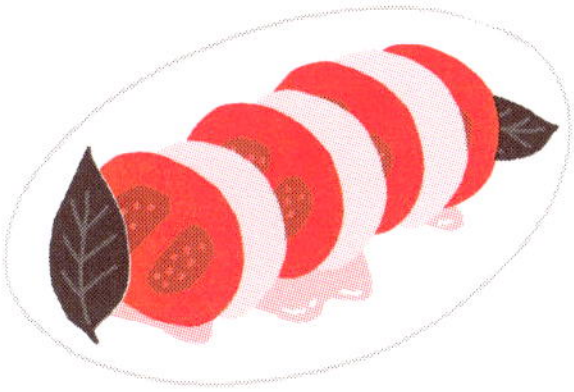

モッツァレラとトマトのカプレーゼ（P135）

その他の乳製品

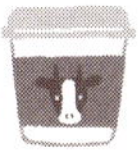

ヨーグルトもカルシウムが豊富な食品です。牛乳を発酵させることで、より消化吸収されやすくなっています。脱脂粉乳を乾燥させた粉末スキムミルクは、低脂肪、低エネルギーのかたちでカルシウムをとれます。

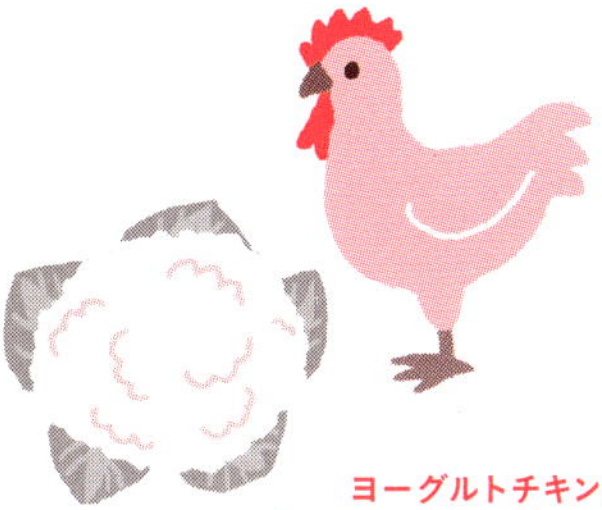

ヨーグルトチキンのタンドリーグリル（P103）

カルシウムの吸収をビタミンDがアップ

カルシウムは、丈夫な骨や歯をつくり、筋肉の収縮をスムースにするほか、ホルモンの分泌を調整するなど、さまざまな作用で私たちの健康を保ってくれています。

カルシウムを効率よく吸収するには、ビタミンDを一緒にとる必要があります。ビタミンDには、カルシウムの吸収率を高め、骨にしっかり定着させてくれる働きがあるのです。また血中カルシウム濃度を一定に保ってくれてもいます。

ビタミンDは、日光を浴びることによって皮膚でも合成されますが、食べ物ではしらす干しや干ししいたけ、紅鮭などからとることができます。

カルシウム

しらす干しや干しエビはビタミンDもとれます

あじ

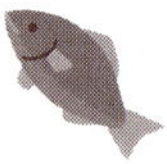

日本の近海だけで約20種類が水揚げされているあじは、干物や刺身、たたきなどとして食卓に並びます。ＥＰＡやＤＨＡなどの不飽和脂肪酸に富み、カルシウムやカリウムも豊富です。

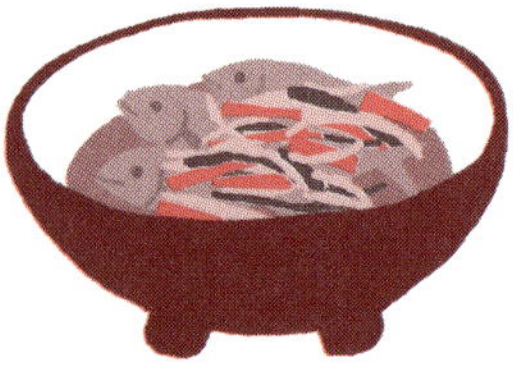

小あじの南蛮漬け（P133）

しじみ

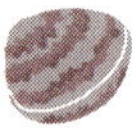

夏と冬の年2回、旬を迎えるしじみ。そのタンパク質はとても良質です。カルシウムがたっぷり含まれるほか、鉄分も多いので貧血予防に最適。肝臓の働きをうながす成分もあるため、二日酔いにも効くといわれています。

いわし

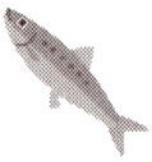

いわしはカルシウムが豊富。100g中に70mgほど含まれています。カルシウムの吸収をよくする働きをもつビタミンDも多いので、いわしをまるごと食べれば骨や歯が丈夫になり、骨粗鬆症の予防にもつながります。

丈夫な骨をつくるには タンパク質も不可欠

「骨をつくる栄養素は何？」と問われて、すぐに「カルシウム！」と答える人は多いでしょう。「カルシウム＝丈夫な骨をつくる」というイメージは強いですよね。

しかし、骨にはもう1つ、タンパク質も欠かせないのです。骨を建物にたとえると、鉄筋の土台がタンパク質で、コンクリートがカルシウムといえます。両者をしっかりとるよう心がけましょう。

しらす

小さいとはいえ魚の体をまるごと食べられる小魚類は、カルシウムの宝庫です。いわしの稚魚であるしらすはその代表。しらすを干したしらす干し、さらに干したちりめんじゃこ、ともにカルシウムがとても豊富です。

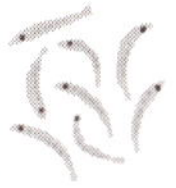

しらすと大豆の混ぜごはん（P137）

わかさぎ

全国各地の湖に棲むわかさぎは、冬の凍った湖面に穴を開けておこなう「穴釣り」が有名です。わかさぎもカルシウムがとても豊富な食材の1つ。まるごと揚げて天ぷらやフライにしたり、佃煮などにして食べます。

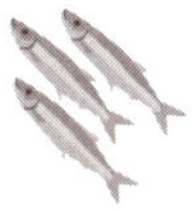

干しエビ

エビを干して乾燥させたものが干しエビです。中華料理の食材としておなじみです。干しエビは、カルシウムを多く含む食材の中でもトップクラスに入ります。カルシウムの吸収を助けるビタミンDも豊富です。

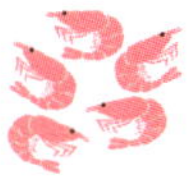

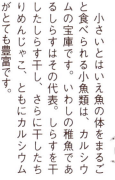

「骨の貯金」を今からはじめませんか？

生理のある世代にとってはまだ先の話ですが、女性は閉経を迎えると、その後、次第に骨が弱くなっていきます。女性は男性に比べて長生きはしますが、加齢とともに骨粗鬆症や骨折が増え、最終的には寝たきりになる人も少なくありません。

閉経後に骨が弱くなるのは、美のホルモン（エストロゲン）の分泌が減るからです。エストロゲンには、骨にカルシウムを定着させる働きと、骨からカルシウムが溶けだすのを抑える働きがあるのです。また、腸からカルシウムを吸収する力が加齢とともに衰えるのも一因です。

若いうちから、骨の貯金をしておきたいものですね。

カルシウム

凍り豆腐や切り干し大根などの保存食も便利

大豆&大豆製品

大豆もカルシウムを豊富に含む食材です。豆腐や納豆、味噌などの大豆製品にもやはりカルシウムが多く、中でも凍り豆腐は優秀なカルシウム源です。凍り豆腐は鉄分も多いので、女性にとってはたのもしい食材です。

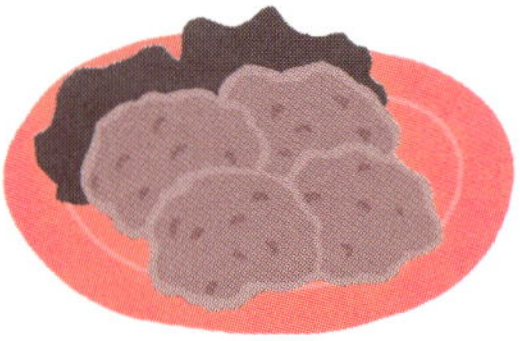

納豆の洋風おやき（P134）

海藻類

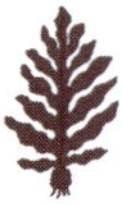

こんぶやわかめ、ひじきといった海藻類は、海に囲まれた日本では古くから食されてきました。甲状腺ホルモンの原料となるヨードや、カルシウムの含有量がとても多い、健康効果の高いアルカリ性食品です。

チンゲン菜

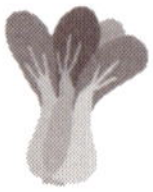

漢字で「青梗菜」と書くアブラナ科の中国野菜です。やわらかく、味にくせがないため炒め物やスープなどに幅広く活躍します。β《ベータ》カロテンやビタミンB群、ビタミンC、鉄分、食物繊維、カルシウムが豊富です。

和のおかずでもカルシウムはとれる

カルシウムを含む食品というと、牛乳やヨーグルトなどの乳製品を思い浮かべる人は多いでしょう。

しかし牛乳が体質に合わないという人も、日本人には少なくありません。

そこでお勧めなのが、小魚類や海藻類、緑黄色野菜です。どれも和食に欠かせないものばかりで、さらに鉄分も豊富です。最近の女性たちに不足しがちなカルシウムと鉄を、和のおかずで補っていきましょう。

小松菜

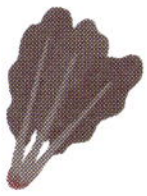

東京発祥の小松菜は、今でも1都3県で全国の7割が生産され、関東地方の雑煮には欠かせません。カルシウムの量はかなり多く、ほうれん草の約3倍といわれています。βカロテン、ビタミンCなども豊富です。

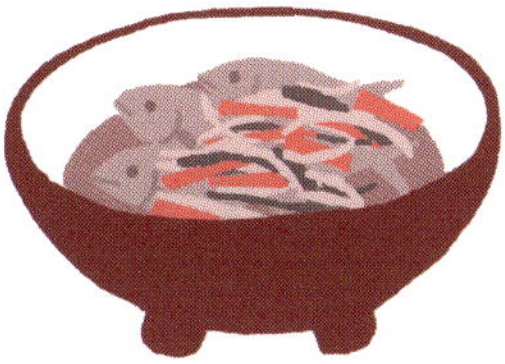

小あじの南蛮漬け(P133)

切り干し大根

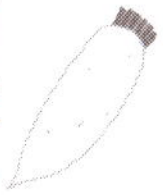

大根を細かく切り、天日に干したものが切り干し大根です。日光にあてて乾燥させる工程で、大根の栄養がぎゅっと凝縮されるため、女性に不可欠な鉄分やカルシウムをとりやすくなります。食物繊維も豊富です。

その他、カルシウムを多く含む食材

このほかにカルシウムを豊富に含んでいる食材には、ドジョウ、水菜、菜の花、パセリ、バジル、しそ、モロヘイヤ、アーモンド、ごまなどがあります。大根の葉やかぶの葉にも多く含まれています。

過敏になった心をリラックスさせる

イライラするとき、怒りっぽいとき、よく眠れないときなどに「カルシウムをとるといい」といわれます。カルシウムは脳内の神経伝達に密接にかかわっていて、過敏になった神経や感情の興奮をゆるめ、心をリラックスさせる働きがあるのです。

ただし、摂取不足がすぐイライラに結びつくわけではありません。イライラしたりするのは「血中カルシウム濃度」が減少したとき。そうなると、骨からカルシウムが血中に溶けだして、濃度が一定に保たれるしくみになっているのです。

とはいえカルシウムは慢性的に不足しがち。こまめにとりたいものです。

トリプトファン

肉や乳製品、大豆製品に豊富な必須アミノ酸

心をしずめて安定させるセロトニンの原料

私たちの体はおよそ10万種類のタンパク質からできています。その構成成分となっているのは、わずか20種類のアミノ酸。

そのうちの9種類は人間の体内では合成されず、食べ物を通じてとる必要があることから「必須アミノ酸」とよばれています。

トリプトファンはその1つ。これは精神を落ち着かせる「セロトニン」の原料になるため、落ち込みやすい生理前の時期は特にお勧めです。

牛乳&乳製品

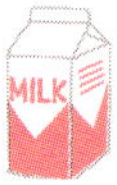

トリプトファンを含む食品としてよく知られているのが牛乳です。含有量はそれほど多くないものの、そのまま飲むだけで摂取できる点で便利です。牛乳からつくられるヨーグルトやチーズなどにも含まれます。

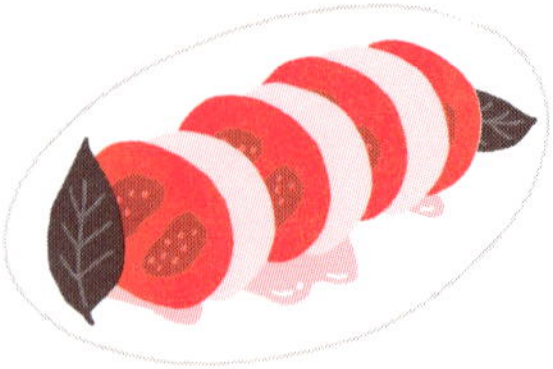

モッツァレラとトマトのカプレーゼ（P135）

心を安定させる「幸せホルモン」をつくる

セロトニン、ノルアドレナリン、ドーパミンは、私たちの体の中で大事な働きをしている「3大神経伝達物質」です。このうち、セロトニンは心の安定や幸福感をもたらし、別名「幸せホルモン」ともよばれています。

セロトニンの原料となるトリプトファンが脳に運ばれると、ビタミンB6や鉄と一緒にセロトニンをつくります。

セロトニンが不足すると、うつ状態や不眠、キレやすくなるといった心の不調を招きます。

豆類&大豆製品

タンパク質が豊富な豆類にも、トリプトファンは含まれています。大豆や小豆のほか、大豆製品（豆腐、豆乳、油揚げ、納豆、凍り豆腐、きな粉、ゆばなど）も、トリプトファンの格好の供給源となります。

豆乳味噌汁（P136）

赤身の肉

トリプトファンは必須アミノ酸の一種なので、肉類や魚類、豆類といったタンパク質の多い食材をとっていれば摂取できます。肉類の中では特に、牛のももや豚のロースといった赤身に多く含まれています。

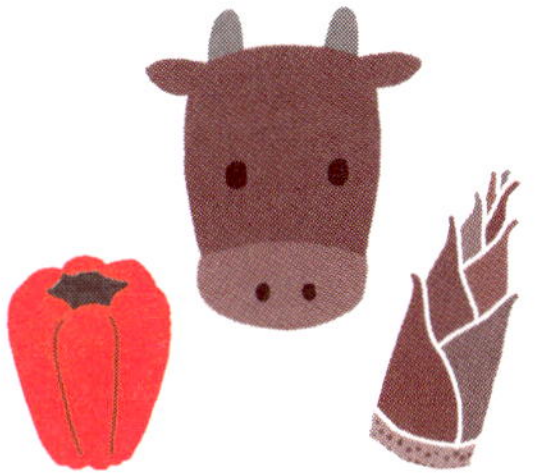

チンジャオロースー（P73）

セロトニンは天然のアンチエイジング成分

セロトニンは、さらに「メラトニン」の原料になります。メラトニンの働きでは催眠作用がよく知られていますが、同じくらい重要なのは、抗酸化作用です。メラトニンのおかげで熟睡できてこそ、体の酸化が抑えられ、細胞が修復されるのです。

酸化と老化はほぼイコールですから、抗酸化作用は、アンチエイジング作用といいかえてもいいでしょう。つまりメラトニンは、女性にうれしい天然のアンチエイジング成分なのです。

昼夜逆転の生活は、この働きを狂わせ、みずから老化に向かうようなもの。美容のためには生活リズムも見直しましょう。

トリプトファン

ナッツ類や魚卵にもトリプトファンが豊富

バナナ

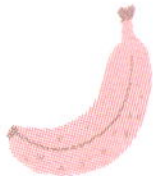

野菜や果物のトリプトファンの含有量は、肉類などと比べると少量ですが、それでもある程度の供給源にはなります。果物の中でも含有量の多いのがバナナ。忙しい朝にも効率よく腹ごしらえと栄養補給ができます。

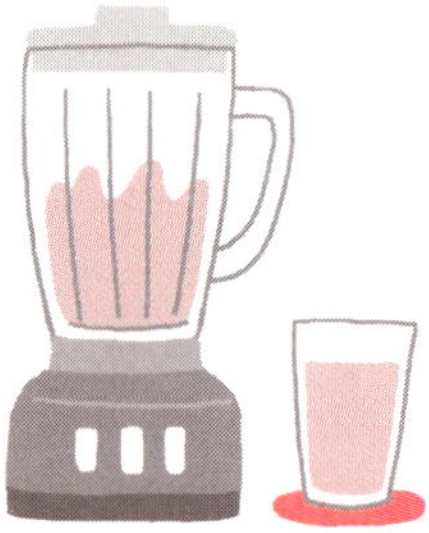

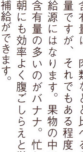

きな粉入りバナナシェイク（P136）

アーモンド

紀元前から栽培されていたアーモンドは、桃の仲間です。食用にしているのは、種子の部分。そのまま食べるほか、お菓子や料理の材料としても活用できます。このアーモンドにもトリプトファンが含まれます。

ピーナッツ

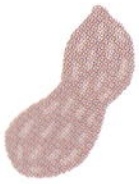

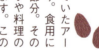

日本で食べられているナッツ類のほとんどが輸入ものですが、ピーナッツは日本でも栽培されています。「落花生」「南京豆」ともよばれ、トリプトファンのほか、不飽和脂肪酸、ビタミンB群、ビタミンEも含んでいます。

セロトニンからつくられる催眠ホルモン・メラトニン

朝起きてセロトニンがたっぷり分泌されると、その14～15時間後にメラトニンが分泌され、熟睡することができます。太陽とともに寝起きするような早寝早起きの生活をしていると、このリズムが順調に保たれ、心身ともに調子よくすごせます。

ところが遅くまで明るい照明のもとにいると、メラトニンの分泌はさまたげられてしまいます。約400ルクス（リビングの明るさ）以上の明かりで影響が出るようです。

かつお

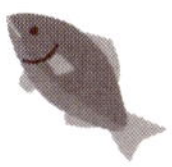

魚のタンパク質にも、肉と同様、トリプトファンが多く含まれています。中でも豊富なのは、かつおやまぐろ。刺身やたたきにしておいしい生のかつおだけでなく、かつおを加工した「かつおぶし」からも摂取できます。

たらこ

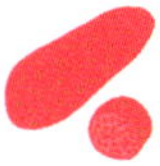

たらこやすじこといった魚卵にもトリプトファンは多く含まれています。たらこはビタミンB1やB2、ビタミンEなどのビタミン類も豊富。アミノ酸の一種「タウリン」も含み、抗酸化作用のある健康的な食材です。

しらす

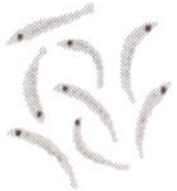

しらす干しのトリプトファン含有量は、魚介類の中でもトップクラスに入ります。しらす干しは、カルシウムや、その吸収をうながすビタミンD、タウリンなどもとても豊富なので、日常的に食べたい食材の1つです。

その他、トリプトファンを多く含む食材

ほかにトリプトファンが多い食材は、ぶり、ひらめ、さんま、ひじき、カシューナッツ、ごま、小麦、そばなどです。野菜や果物にはほとんどありませんが、ほうれん草、豆もやし、大根には比較的多いです。

セロトニンの分泌にはナイアシンも必要

幸福感や安心感をもたらすセロトニンが分泌されるには、トリプトファンのほかに、もう1つ欠かせないものがあります。

それは、水溶性ビタミンの「ナイアシン」。トリプトファンからセロトニンがつくられるときに、ナイアシンが補酵素として働いているのです。そのため、慢性的なうつや不安障害の治療に、ナイアシンが用いられる場合もあります。

ナイアシンはビタミンB群の1つで、「ビタミンB3」とよばれることもあります。かつおやたらこ、豚レバー、さば、ぶりなどに多く含まれています。豆類や、干ししいたけなどにも豊富です。

ビタミンB6

肉や魚などの動物性食品に多く含まれます

つらいPMSの軽減に役立つビタミン

ビタミンB6は、タンパク質の代謝に欠かせない水溶性ビタミンです。食事からとったタンパク質を分解する働きがあります。また、分解したタンパク質を私たちの体に必要なかたちに再合成するときも大きな役割を果たします。そのためタンパク質をとる量が多い人ほど必要なビタミンといえるでしょう。

セロトニンの合成にもビタミンB6は欠かせません。免疫機能の維持や肌荒れの予防、PMSを軽減する働きもあります。

鶏レバー

鶏レバーはビタミンB6がとても多い食材です。また、ビタミンAもたっぷり。鶏レバーは、牛や豚のレバーに比べるとくせが少ないので、レバーが苦手な人も、ワイン煮などにすると食べやすいかもしれません。

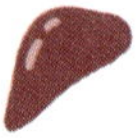

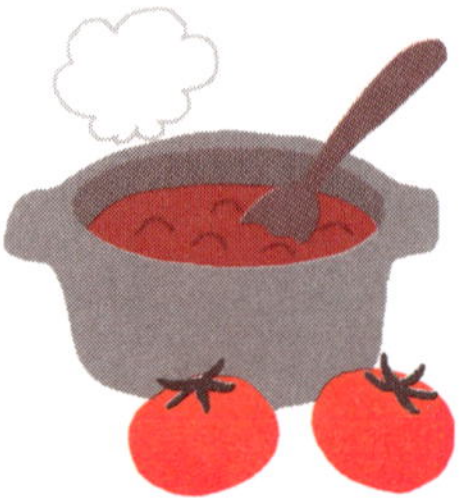

レバーのトマト煮（P133）

摂取量が足りないと皮膚トラブルや貧血に

成人女性は、1日に1・2㎎ほどのビタミンB6を摂取する必要があります。かつおであれば刺身約9切れ、さんまなら約2尾、さつまいもなら約2・5本、バナナなら約3・7本というところです。

不足すると、肌荒れ、ニキビといった皮膚のトラブルや、貧血、口内炎などの症状を招きやすくなります。

鶏ささみ

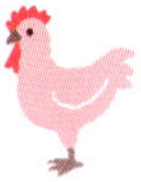

鶏の胸肉のまわりにある部位です。ほかの部位に比べて低脂肪、低カロリーなのでダイエットの味方。良質なタンパク質とビタミンB6が豊富なので、筋肉をつけたいときにも格好の栄養源となります。

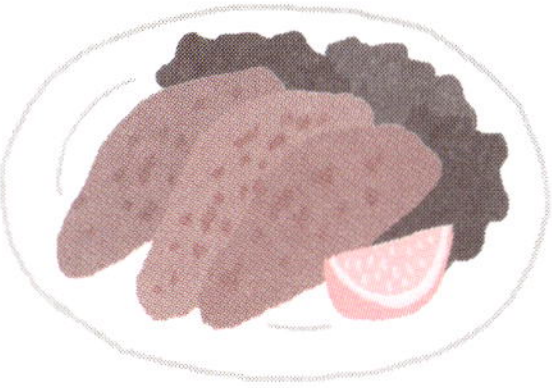

ささみのパン粉焼き（P132）

紅鮭《べにざけ》

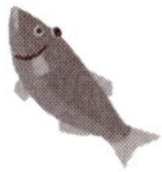

サケの種類のうち、市場に多く出ているのはシロザケです。最も赤いサケが紅鮭で、ヒメマスともいいます。サケには良質なタンパク質と同時に、タンパク質の代謝をうながすビタミンB2、B6も含まれています。

まぐろ

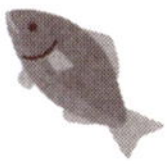

日本人は縄文時代からまぐろを食べてきたといわれます。今でも刺身や寿司のネタとして好まれている魚の代表です。まぐろに豊富なビタミンは、B6とD、Eです。タウリンやEPA、DHAも豊富です。

生理前のイライラにビタミンB6を

セロトニンの分泌は、美のホルモン（エストロゲン）の分泌と連動して増減します。そのため生理前の時期になると、エストロゲンとともにセロトニンも減ってしまいます。

生理が近づくと、女性の多くがゆううつや不安、イライラに支配されがちなのは、そのためなのです。

セロトニンをつくるのに必要なビタミンB6やトリプトファン、ナイアシンをしっかりとると、精神的にハードな生理前の時期を乗り切りやすくなります。

ビタミンB6

栄養バランスのよい玄米やごまにもたっぷり

かつお

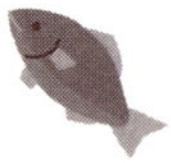

鉄分やEPAなど女性にうれしい栄養をたっぷり含むかつおは、ビタミンB群も豊富です。特にビタミンB6が多く、かつビタミンB6を効率よく働かせるために必要なビタミンB2も多く含まれています。

さんま

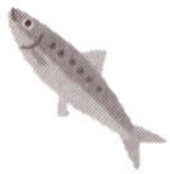

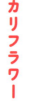

さんまは、食欲の秋の味覚の代表です。夏の終わりに漁獲が解禁になり、9月には安くておいしいさんまが買えます。ビタミンではAやE、B6、貧血によいといわれるビタミンB12が豊富です。

さつまいも

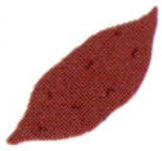

さつまいもも食欲の秋に欠かせない味覚の1つ。ふかしても焼いても大学いもにしてもおいしい人気の食材です。さつまいもはビタミンCや食物繊維がとても多いことで知られていますが、ビタミンB6も豊富です。

カリフラワー

「花キャベツ」ともよばれるカリフラワーは、ブロッコリーと同じくキャベツの変種。ビタミンB6も含まれますが、Cの含有量は淡色野菜の中でトップクラス。加熱してもビタミンが失われにくいのが特長です。

ホルモンバランスの乱れによる症状に効果

ビタミンB6は、昔からPMS(生理前に起きるさまざまな不快な症状)に効果があるといわれています。

ホルモンバランスの乱れが引き起こす頭痛やイライラを軽くしてくれるのです。

そのためPMSの治療として、ビタミンB6を大量に投与する方法もあります。

バナナ

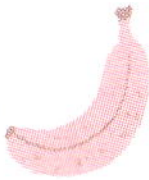

手軽においしくエネルギーやカリウムを補給できるバナナは、ビタミンB6を摂取するのにも役立ちます。バナナは傷みが早い果物ですが、完熟して黒い斑点が出てくると食べ頃で、ビタミンも多いときです。

玄米

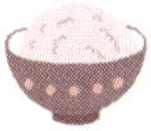

美容と健康のために玄米を食べる人が増えています。玄米は白米と比べると鉄分が約4倍、ビタミンB1やB6は約6倍も含まれます。食物繊維も豊富ですが、その分、白米より消化しにくいので、よくかんで食べましょう。

ごま

ごまには、ビタミンB1、B2、B6などのビタミンB群や、ビタミンEが多く含まれます。ミネラルも鉄分とカルシウムを筆頭に、各種たっぷり含まれています。美肌だけでなく美しい髪づくりにも有効な食材です。

その他、ビタミンB6を多く含む食材

このほかにビタミンB6を多く含む食材として、牛レバー、豚レバー、鶏ひき肉、いわしの丸干し、シロザケ、鴨肉、スモークサーモン、生ハム、あじ、さば、とびうお、にんにく、酒粕などがあります。

妊娠中のつわりを軽くする効果もある

妊娠中の女性を悩ませる症状の代表が、つわりです。その症状や重さは人それぞれで、つわりをまったく感じない人もいますが、やはり多くの妊婦にとって避けて通れないでしょう。

ビタミンB6には、そのつわりを軽くする効果があるといわれており、つわりの治療薬としても病院で処方されています。ビタミンB6と同じくらい、つわりの吐き気や嘔吐を軽減してくれる効果があるのが、しょうがです。

妊娠中は、ビタミンB6とあわせてしょうがもとるようにするといいでしょう。

ビタミンB2

多くの物質の代謝を強力にサポート

成長に欠かせない水溶性ビタミン

3大栄養素(タンパク質、脂質、糖質)をはじめとする多くの物質の代謝を、補酵素としてサポートしているのがビタミンB2です。エネルギーの消費量が多い人ほど、ビタミンB2は必要になります。

成長をうながす働きがあるため、「発育のビタミン」ともいわれ、成長期に欠かせないものとなっています。ほかにも有害な過酸化脂質を分解して動脈硬化を予防したり、粘膜を保護したりする役割を果たしています。

レバー

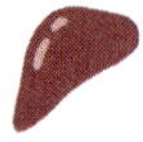

レバーはビタミンB2が多い食材の代表です。その含有量は、豚レバー、牛レバー、鶏レバーの順に多くなっています。これらのハツ(心臓)にもビタミンB2は豊富なので、あわせて食べるのもいいでしょう。

さんま

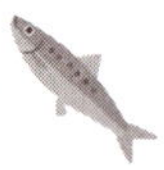

秋の味覚さんまは、味のおいしさだけでなく、「薬の魚」ともいわれるほど健康効果の高い魚です。青魚に多いEPA、DHAも豊富なうえ、ビタミンB2もたっぷりで、特に血合いの部分に多く含まれています。

生理前にできやすいニキビの予防に

脂質の代謝とかかわりのあるビタミンB2は、ビタミンCと同様、皮脂の分泌を調整する働きがあります。

生理前のこの時期にはニキビができやすくなりますが、この2つのビタミンや、タンパク質の代謝をうながすビタミンB6を積極的にとることで、悩みは軽減されるでしょう。

しじみ

利根川の河口や宍道湖、琵琶湖などでとれるしじみ。ビタミンB2が豊富な食材です。しじみはあさりと並んで、味噌汁の具の定番。肝臓の機能を強化する働きがあるため、お酒の後に飲むとよいといわれます。

きのこ類

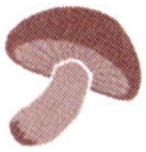

温暖湿潤な気候の日本は、しいたけをはじめ、しめじ、えのきだけ、まいたけなど、きのこ類の宝庫です。きのこ類には、脂質や糖質の代謝をよくするビタミンB2が豊富。干ししいたけにはビタミンDも多いです。

アーモンド

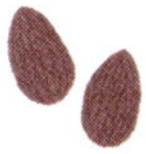

ビタミンB2は牛、豚、鶏のレバーやハツ、さんまといった、主に動物性食品に多く含まれていますが、植物性食品にも多いものがいくつかあります。アーモンドがその1つで、ナッツ類の中ではダントツです。

その他、ビタミンB2を多く含む食材

このほかにビタミンB2を多く含んでいるものには、うなぎ、鴨肉、いかなご、すじこやいくら、たらこなどの魚卵、鶏やうずらの卵、乳製品、納豆、のりやひじきなどの海藻類、乾燥きくらげなどがあります。

ビタミンB2不足は肌荒れの原因にも

ビタミンB2は、タンパク質や脂質、糖質などを効率よく代謝してくれます。細胞の再生を助け、成長をうながすので、成長期には欠かせないビタミンです。また、過酸化脂質の分解を助ける働きがあるため、動脈硬化や心筋梗塞を予防する効果が期待できます。

成人女性の1日あたりの推奨量は、1.2㎎。うなぎのかば焼きでは串焼き約2串分、さんまなら約4尾、納豆なら約5・4パック、卵では約7・5個からとることができます。

ビタミンB2の不足は、成長障害や、肌荒れ、肌が脂っぽくなる、ニキビ、口内炎などの症状を引き起こします。

ビタミンC

皮膚を強くし病気やストレスから守ってくれる

美肌やストレスに効く水溶性ビタミン

「お肌にいいビタミン」と聞くと、ビタミンCを思い出す人は多いことでしょう。それほど美容ビタミンとしてすっかりおなじみな存在です。

ビタミンCは皮膚や骨などを強化するコラーゲンの合成をうながし、皮膚や粘膜の健康を保ちます。また、免疫力を高め、風邪や感染症を予防する働きもあります。抗ストレス作用をもつ副腎皮質ホルモンの合成をうながすので、ストレスからも体を守ってくれます。

じゃがいも

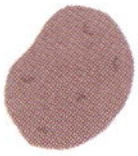

ヨーロッパでは「大地のりんご」とよばれているほど栄養豊富で、主食並みに食べている国も少なくありません。特に多いのはビタミンCとカリウム。じゃがいものビタミンCは加熱で失われにくいのも特長です。

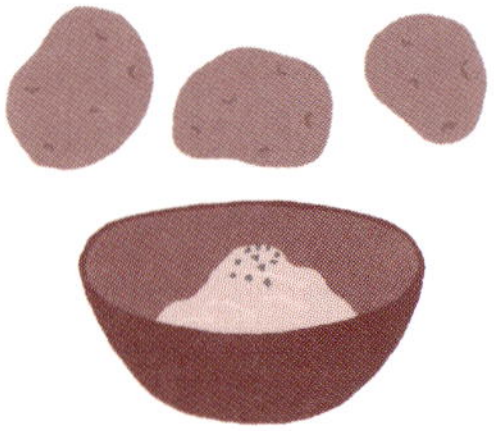

マッシュポテト(P134)

シミができやすい生理前はビタミンCで予防を

生理前の1週間は、母のホルモン(プロゲステロン)が多く分泌され、その影響を強く受ける時期です。

プロゲステロンには紫外線に対する感受性を高める働きがあるため、この時期にはほかの時期と比べてシミができやすい状態になります。

念入りなUVケアをおこない、美白効果のあるビタミンCを積極的にとりましょう。

トマト

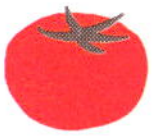

生でも加熱してもおいしいトマトは、ビタミンCをはじめ、美肌づくりに役立つ各種ビタミンをたっぷり含んでいます。また、トマトに含まれるビタミンPは、ビタミンCとともに毛細血管の壁を丈夫にします。

ピーマン

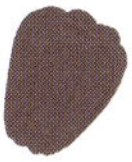

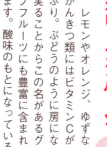

真夏に旬を迎えるピーマンは、体調を整え免疫力を高めるビタミンCがとても豊富。トマトの5倍、レモンの1・5倍といわれています。疲労を回復させ、夏の暑さで食欲が落ちているときのスタミナ源になります。

グレープフルーツ

レモンやオレンジ、ゆずなどのかんきつ類にはビタミンCがたっぷり。ぶどうのように房になって実ることからこの名があるグレープフルーツにも豊富に含まれています。酸味のもとになっている「クエン酸」が食欲を高めます。

その他、ビタミンCを多く含む食材

ビタミンCは、新鮮な緑黄色野菜や果物に豊富に含まれています。すでに書いたもの以外では、ブロッコリー、パセリ、ゴーヤ、アセロラ、柿、キウイフルーツ、いちごに多く、のりやわかめにも含まれます。

さまざまな働きをする重要な栄養素の1つ

ビタミンCは、免疫力を高めたり、細胞を活性酸素から守ったり、美肌効果をもたらしたりなど、実にさまざまな働きをしてくれます。数ある栄養素の中でももっとも重要なものの1つといっていいでしょう。

1日あたりの成人女性の推奨量は、100mg。いちごでは約12粒、じゃがいもでは約3個、緑茶では湯飲みに約3・5杯からとることができます。

ビタミンCが不足すると、免疫力が落ちて風邪をひきやすくなります。出血しやすくなる、肌のハリがなくなるといった症状が出ることもあります。

22〜28日目（生理前）のおすすめレシピ

粉チーズをパン粉にいっぱいまぶして味つけ代わりに

ささみのパン粉焼き 主菜

●材料（2人分）

鶏ささみ：3枚【ビタミンB6】【タンパク質】
粉チーズ：大さじ1【カルシウム】
パン粉：大さじ3
塩・こしょう：各少々
オリーブオイル：大さじ2【脂質】

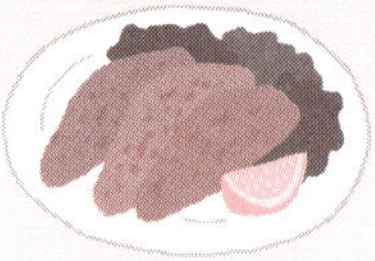

●作り方

① 鶏ささみは筋をとり、2〜3枚のそぎ切りにして、塩こしょうをしておく。
② パン粉に粉チーズを混ぜ、ささみにまんべんなくつける。
③ フライパンにオリーブオイルを熱してすぐに②を中火で焼く。焼き色がついたらできあがり。

生理前に必要な栄養のほとんどがとれる

鮭とブロッコリーのシチュー 主菜

●材料（2人分）

紅鮭（生）：1切
【ビタミンB6】【タンパク質】
小松菜：6葉
【ビタミンC】【カルシウム】
ブロッコリー：小房6個【ビタミンC】
じゃがいも：小1個【ビタミンC】
小麦粉：大さじ1
オリーブオイル：少々【脂質】
コンソメキューブ：1個
水：100ml
塩・こしょう：各少々
［ホワイトソース］
小麦粉：大さじ1
バター：15g
牛乳：300ml
【トリプトファン】【カルシウム】

●作り方

① 紅鮭に塩こしょうをして、小麦粉をまぶしてはたいたら、オリーブオイルを引いたフライパンに入れ、表面に焼き色をつける。
② じゃがいもは皮ごとラップをし電子レンジ（500W）で3分加熱し、皮をむいて一口大に切り分ける。小松菜は3cm程度のざく切りにし、ブロッコリーとともに軽く下ゆでしておく。
③ 深鍋にバターを入れ、バターが溶ける程度に加熱したら火をとめて①と②の具材、砕いたコンソメキューブ、水、牛乳を入れる。火にかける前に小麦粉をふるいにかけながら少しずつ入れ、その後中火にかけ、ゆっくり混ぜながら加熱する。

※ ブロッコリー、小松菜は加熱時間を短くするとビタミンCが壊れない。

あじを骨まで食べてカルシウムを摂取

小あじの南蛮漬け 主菜

●材料(2人分)

小あじ：8匹【ビタミンB6】【カルシウム】
にんじん：1/3本
玉ねぎ：1/3個
小松菜：6葉【ビタミンC】【カルシウム】
米酢：大さじ4
和風だし：大さじ2
しょうゆ：大さじ1
みりん：小さじ1

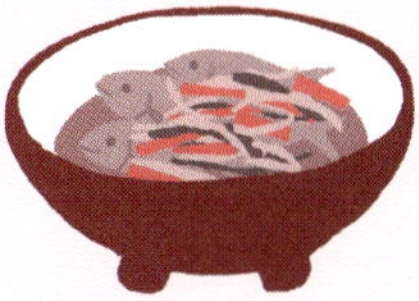

●作り方

①小あじはぜいごと背ワタをとり、塩(分量外)をふって片栗粉(分量外)をまぶしてから、オリーブオイル(分量外)でカリッとするまで揚げておく。
②にんじん、玉ねぎ、小松菜は太めの千切りに切り、オリーブオイル(分量外)で軽く炒めておく。
③酢、和風だし、しょうゆ、みりんを合わせておき、その中に①と②を入れてできあがり。

ビタミンB群・鉄分が豊富なレバーをお手軽に

レバーのトマト煮 主菜

●材料(2人分)

鶏レバー：200g【ビタミンB6】
トマト缶：200g
にんにく：1かけ
オリーブオイル：少々【脂質】
ケチャップ：大さじ1
塩：少々

●作り方

①鶏レバーは血のかたまりをとりのぞき、よく洗い、軽くゆでる。
②フライパンにオリーブオイル、刻んだにんにくを加えてから火にかけ、鶏レバーとトマト缶、ケチャップを入れて約10分煮込む。
③最後に塩で味をととのえてできあがり。

※ほかにいろいろな野菜を加えてボリュームアップしても◎。

栄養豊富ないつもの納豆をもっとおいしく

納豆の洋風おやき 副菜

●材料(2人分)

納豆：1パック【カルシウム】【トリプトファン】【タンパク質】
シュレッドチーズ：50g【カルシウム】
小麦粉：大さじ2
片栗粉：大さじ1
水：大さじ2
しょうゆ：大さじ1
オリーブオイル：大さじ1【脂質】

●作り方

①納豆は包丁でたたいて半分程度に切り、ねばりを出して、材料すべてとよく混ぜる。
②フライパンにオリーブオイルを熱し、小判形に①の生地を広げて、両面に焼き色をつける。

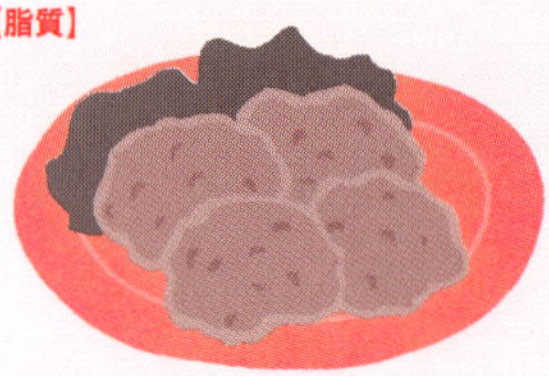

じゃがいもに含まれるビタミンCは加熱にも負けない

マッシュポテト 副菜

●材料(2人分)

じゃがいも：2個【ビタミンC】
牛乳：70ml【カルシウム】【タンパク質】
バター：大さじ1
粉チーズ：大さじ2【カルシウム】

●作り方

①じゃがいもは洗って、ラップをかけて電子レンジ(500W)で6分加熱し、皮をむく。
②ボウルに①を入れ熱いうちにつぶし、バター、温めた牛乳、粉チーズを入れながらよく混ぜる。

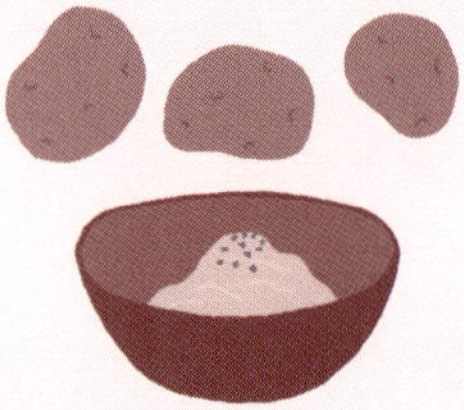

ビタミンC＋カルシウムで骨密度アップ

モッツァレラとトマトのカプレーゼ 副菜

●材料(2人分)

モッツァレラチーズ：120g程度【カルシウム】
トマト：2個【ビタミンC】
オリーブオイル：大さじ2【脂質】
塩：少々

●作り方

①モッツァレラチーズは1cm程度のスライスにし、トマトも同様の厚みに切りそろえておく。
②チーズとトマトを交互に皿にのせ、塩をふりかけたのち、オリーブオイルをかける。

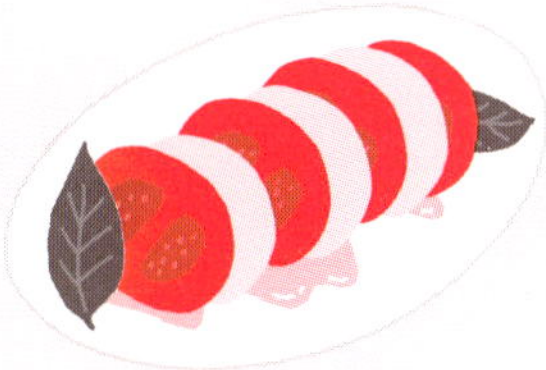

ビタミンB6は調理しやすいひき肉で摂取

蒸しさといものあんかけ 副菜

●材料(2人分)

さといも：6個
鶏ひき肉：80g【ビタミンB6】【タンパク質】
しょうゆ：大さじ3
みりん：大さじ1
水溶き片栗粉：適宜

●作り方

①さといもはよく洗い、水気をそのままにしてラップをし、電子レンジ(500W)で約5分加熱し、一口大に切っておく。
②小鍋に鶏ひき肉、水50ml(分量外)を入れ火にかけながらほぐし、色が変わったらしょうゆ、みりんを加え、最後に水溶き片栗粉を加えてとろみをつける。
③①のさといもに②をかける。

※カリウム豊富なさといもはゆでこぼさない。
※ひき肉はなるべく脂の少ないものを選べるとベスト。

トリプトファンを効率よく摂取できるヘルシードリンク

きな粉入りバナナシェイク 汁物

●材料(2人分)

牛乳：200ml【トリプトファン】【カルシウム】
バナナ：1本【トリプトファン】【ビタミンB6】
きな粉：大さじ1【トリプトファン】

●作り方

ミキサーにバナナ、牛乳、きな粉を入れ、ミキサーのスイッチを入れ、全体が均等になるまで混ぜ合わせる。

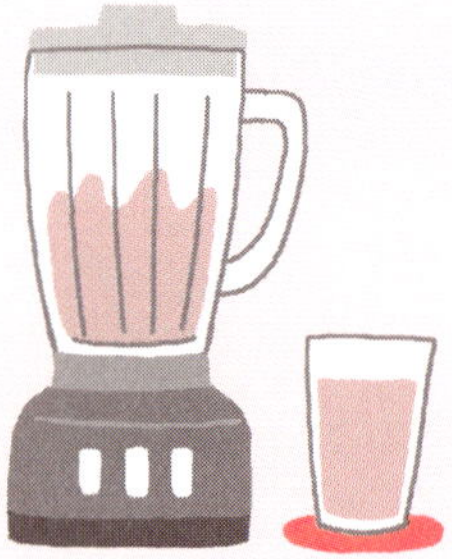

生理前のイライラがほっと落ち着く、あったかスープ

豆乳味噌汁 汁物

材料(2人分)

しめじ：100g
豆腐：1/4丁【トリプトファン】【カルシウム】
にんじん：約1/4本
和風だし：200ml
無調整豆乳：100ml【トリプトファン】【カルシウム】
味噌：大さじ2【トリプトファン】【カルシウム】

●作り方

① しめじは石づきをとり、にんじんは皮をむいて半月切りにし、豆腐は一口大に切る。
② 鍋に和風だしとにんじんを入れて煮る。
③ にんじんがやわらかくなったらしめじと豆腐を加え、味噌を溶き入れる。
④ 味噌が均一に溶けたら弱火にし、豆乳を加えて弱火で沸騰前まで加熱する。

※ 豆乳は分離してしまうので、最初に豆腐と少量の湯でゆでた後に味噌を溶いていき、そこに豆乳を加えてかさましする。

カルシウムをしっかりとってお腹も満足

しらすと大豆の混ぜごはん 主食

●材料(2人分)

しらす：大さじ4【カルシウム】
ゆで大豆：50g【トリプトファン】【カルシウム】
青ねぎ(みじん切り)：大さじ1
ごはん：2膳分

●作り方

① しらす、ゆで大豆に、さっと熱湯をまわしかける。
② ボウルにごはん、①のしらすとゆで大豆、青ねぎを入れて、混ぜ合わせる。

レンジでチンする簡単ヘルシードリア

かんたんミートドリア 主食

●材料(2人分)

牛ひき肉：100g【トリプトファン】
玉ねぎ：1/4個
トマトピューレ：70g【ビタミンC】
ケチャップ：大さじ2
塩・こしょう：各少々
牛乳：100ml
【トリプトファン】【カルシウム】
ごはん：2膳分
ピザ用溶けるチーズ：大さじ3
【トリプトファン】【カルシウム】

●作り方

① 玉ねぎはみじん切りにし、牛ひき肉とともに油は入れずに炒める。
② 肉に火が通ったら、トマトピューレ、ケチャップを加え、塩こしょうで味をととのえる。
③ 耐熱皿にごはんを約1膳ずつ2皿にもりつけ、牛乳をかけて軽く混ぜたのち、②のトマトソースをかけ、ピザ用チーズをかけ、オーブントースターでチーズが溶けるまで焼く。

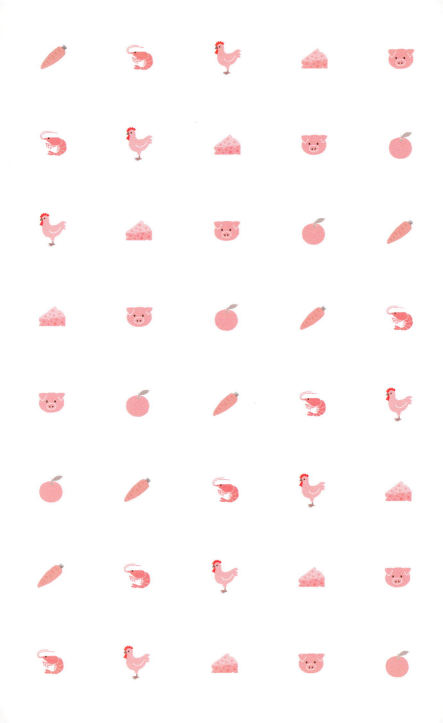

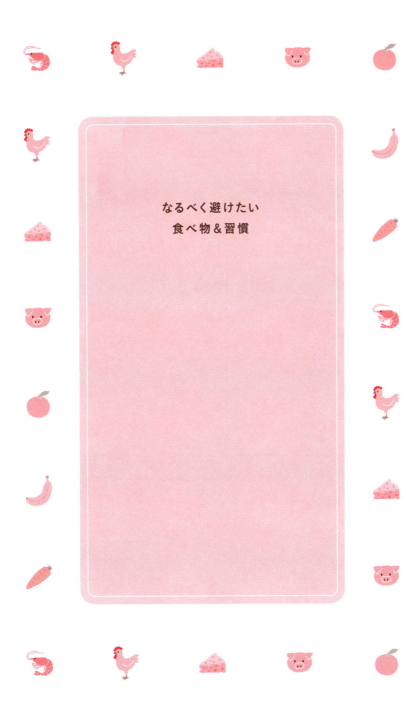

なるべく避けたい
食べ物&習慣

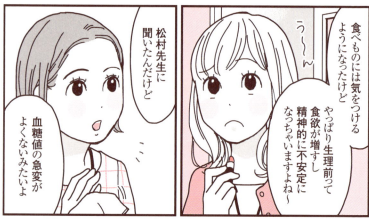

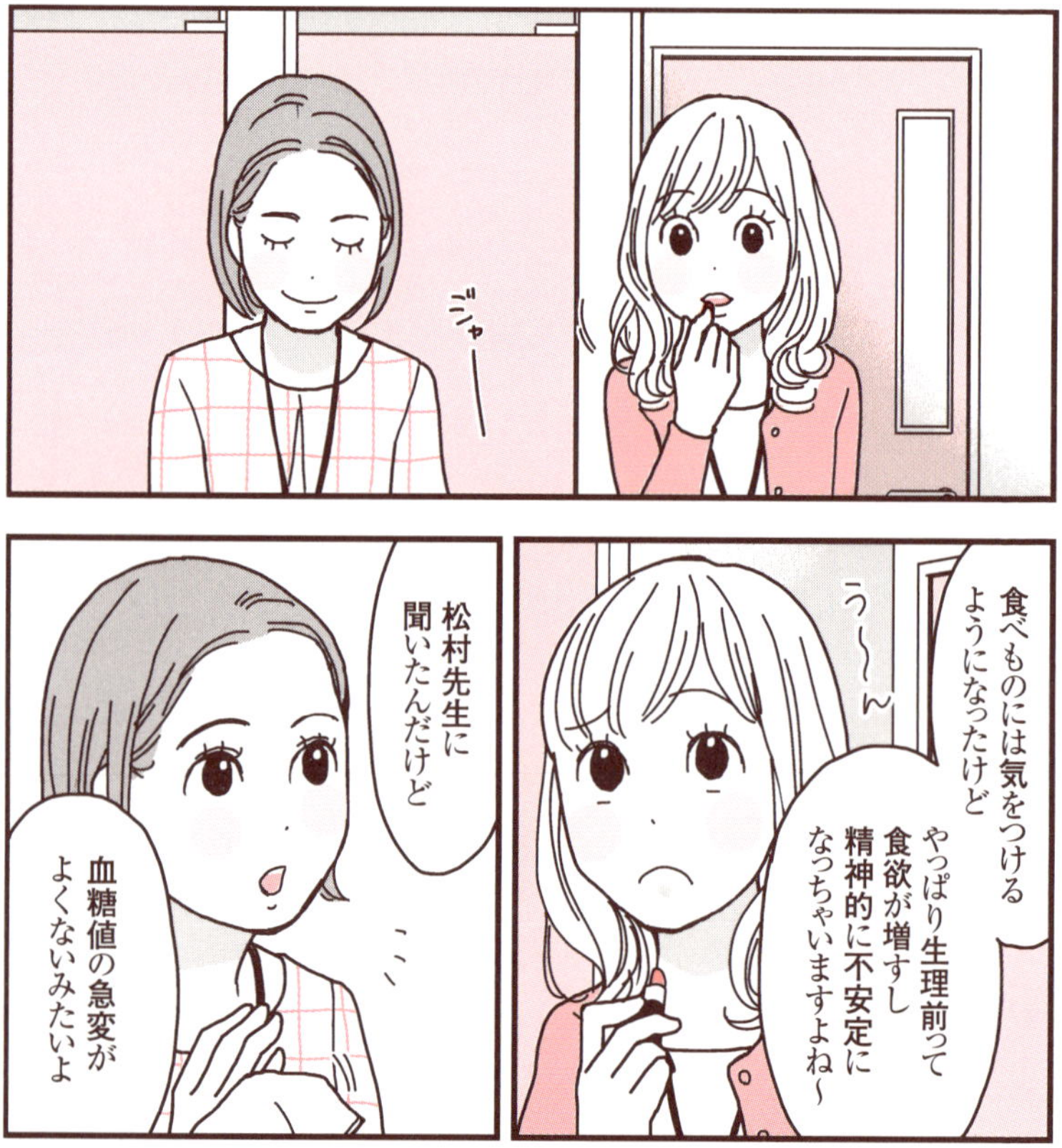

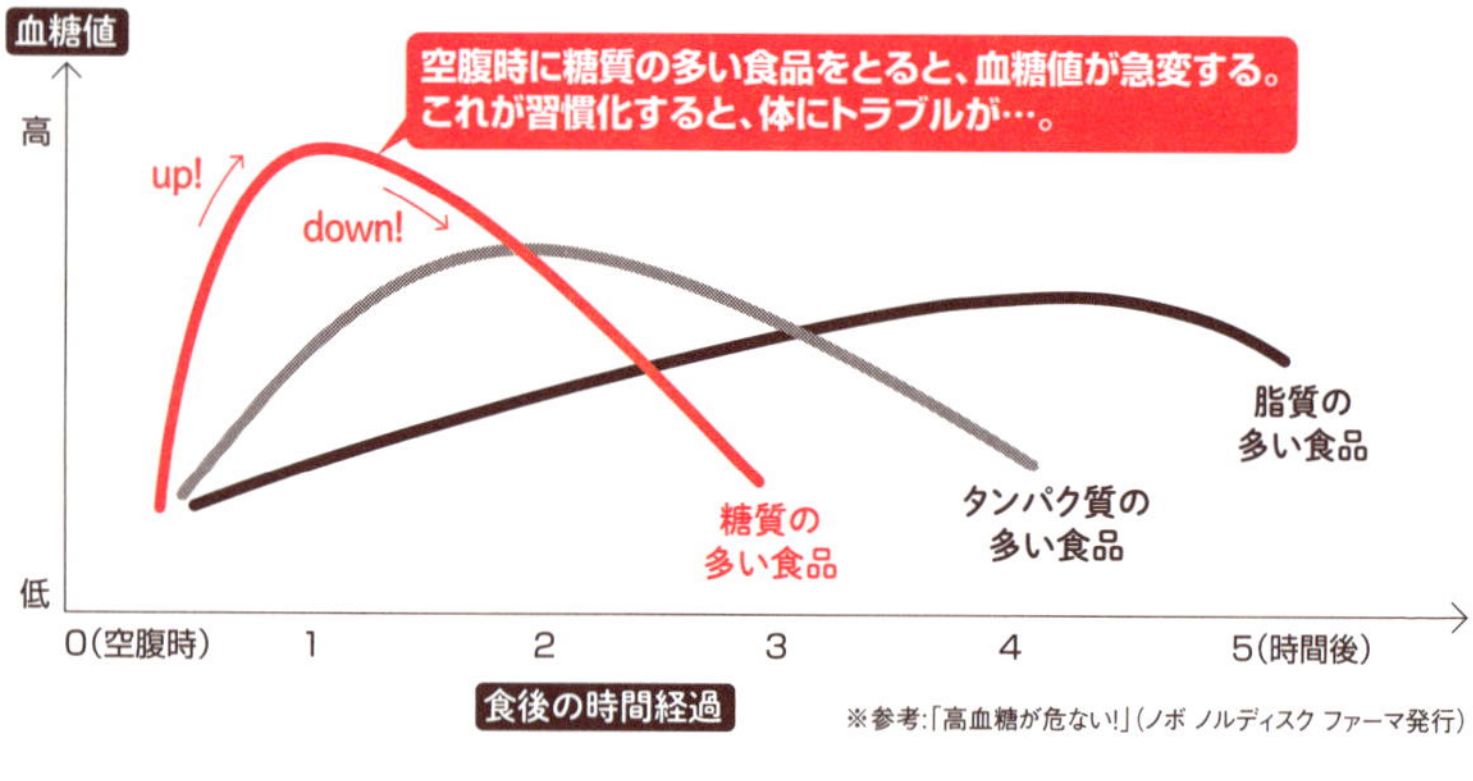

※参考:「高血糖が危ない!」(ノボ ノルディスク ファーマ発行)

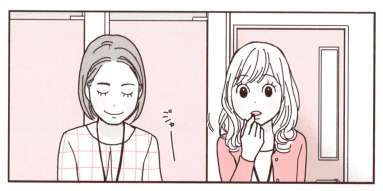

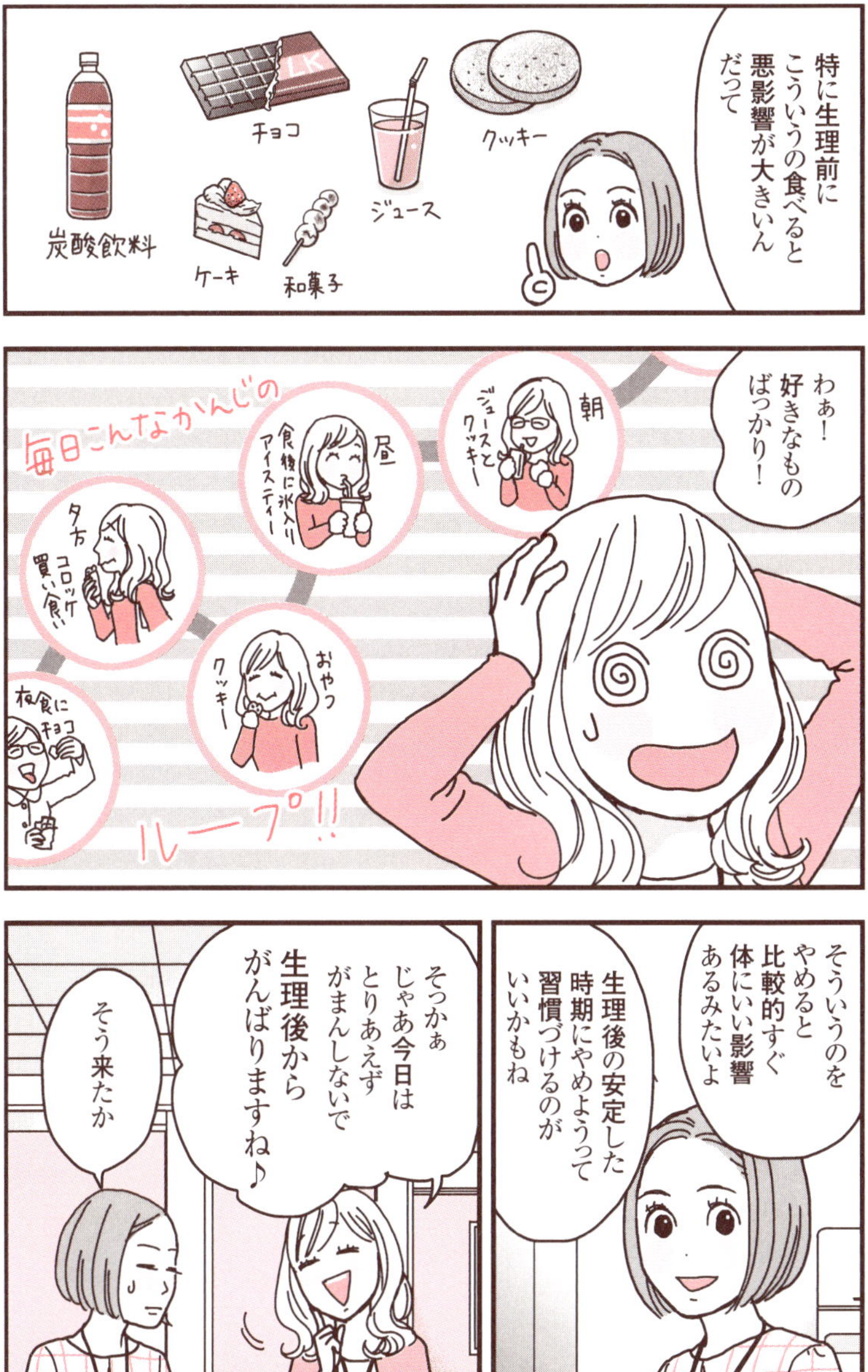

特に生理前にこういうの食べると悪影響が大きいんだって
クッキー
ジュース
チョコ
炭酸飲料
和菓子
ケーキ
わぁ！好きなものばっかり！
朝
ジュースとクッキー
昼
食後に氷入りアイスティー
夕方
コロッケ買い食い
おやつ
クッキー
夜食にチョコ
毎日こんなかんじの
ループ!!
そういうのをやめると比較的すぐ体にいい影響あるみたいよ
生理後の安定した時期にやめようって習慣づけるのがいいかもね
そっかぁ
じゃあ今日はとりあえずがまんしないで生理後からがんばりますね♪
そう来たか

なるべく避けたい ①

糖質の多い食べ物

女性は甘いものが大好き。でも、糖質のとりすぎは不安やイライラのもとになります。血糖値を一気に急上昇させ、しかもその後に急降下させるので、気持ちも不安定になるのです。

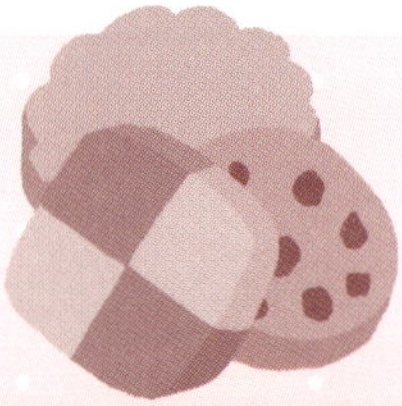

クッキー

小麦を主原料とする焼き菓子のクッキーには、砂糖がたっぷり使われています

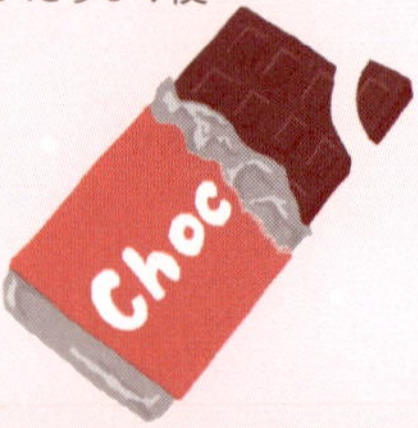

チョコレート

カカオマスに砂糖やココアバターなどを加えてつくる、甘いお菓子の代表です

「甘いものは別腹」にはちゃんと根拠がある

女性はよく「甘いものは別腹」などといって、スイーツなどのデザートをほおばりますよね。あの言葉は、甘いものをつい食べてしまう自分への単なる言い訳ではなく、実はちゃんとした理由があるのです。

私たちの体の中で、甘さを感知するセンサーがあるのは、１つは「舌」。しかし、それだけではなく「胃」にもあるのです。

胃が甘さを感知すると、「グレリン」というホルモンが分泌されます。このグレリンが、食欲を増強させる働きをもつのです。食事で満腹になったはずなのに、また食欲にスイッチが入ってしまうのは、そのためなのです。

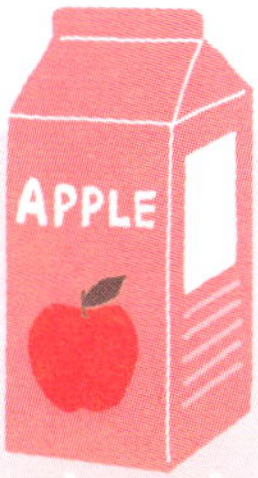

ジュース

フルーツ味でヘルシーなイメージがあるものでも、砂糖がたっぷり入っていることがあります

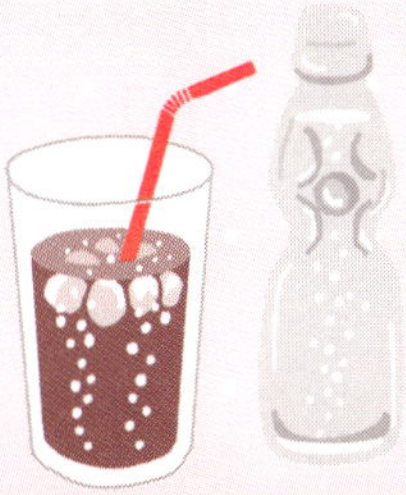

炭酸飲料

炭酸による刺激で気づきにくいのですが、砂糖がかなりたくさん使われています

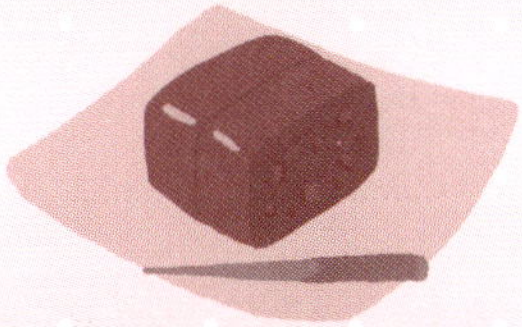

その他 糖質の多い食べもの

ケーキ、パイなどの洋菓子はもちろん、大福や羊かんなどの和菓子にも砂糖がたっぷり

甘いものを食べるなら食後2時間ほど経ってから

いくら「キレイになるため」といっても、甘いものだけはやめられない……そんな人は多いですよね。甘いものをどうしても食べたいなら、食後2時間ほど経ってからがいいでしょう。

食前に食べると血糖値がいきなり上がってしまいますし、食事の直後に食べると血糖値の底上げをしてしまいます。その点、食後2時間くらいだと、血糖値が下がりきらない適度なタイミングで、糖質を穏やかに体に入れることができるのです。

なるべく避けたい②

油で揚げた食品

油で揚げたものが体によくないのは、高カロリーかつ酸化しているからです。酸化したものを肝臓が解毒する際に、老化や病気のもととなる「活性酸素」が体内に発生するのです。

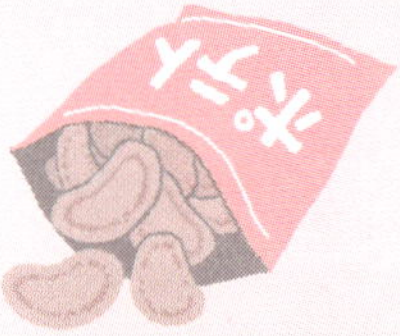

ポテトチップス

食べはじめたら止まらないポテトチップスは、油で揚げた高カロリーなスナック菓子の代表

フライドポテト

ファストフード店の人気メニュー、フライドポテトやフライドチキンも油で揚げたものです

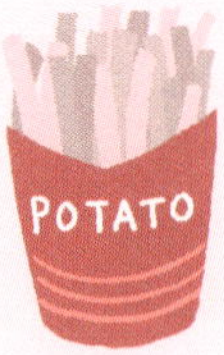

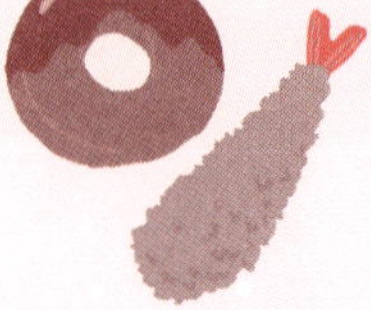

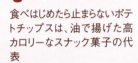

揚げもの

天ぷらやフライ、から揚げなどの揚げもの、ドーナツ、かりんとうなどはすべて油で揚げた食品です

油を使わない調理家電を利用するのも手

揚げものは悪名高き活性酸素を体内に発生させるだけでなく、シミやシワのもとになり、ホルモンの産生にも悪い影響を与えます。衣が厚いものほど注意が必要です。

それでも食べたいときは、揚げもの風につくられたノンフライのものを食べるといいでしょう。最近は高性能の調理家電も出ているので、キッチンに備えておくのもいいですね。

なるべく避けたい③

トランス脂肪酸

マーガリンやクッキーなどに含まれるトランス脂肪酸は、善玉コレステロールを減らし、悪玉コレステロールを増やします。とりすぎると心臓疾患などのリスクが高まります。

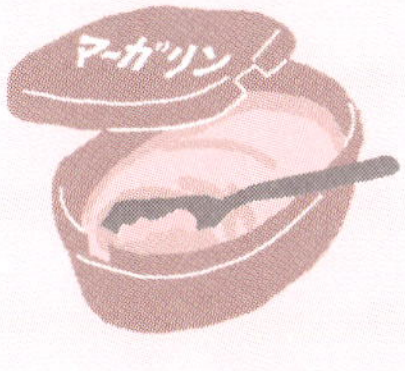

マーガリン

植物性油脂が常温でも固まるように水素が添加され、その過程でトランス脂肪酸が生じます

ショートニング

パンやお菓子によく使われているショートニングにもトランス脂肪酸が含まれます

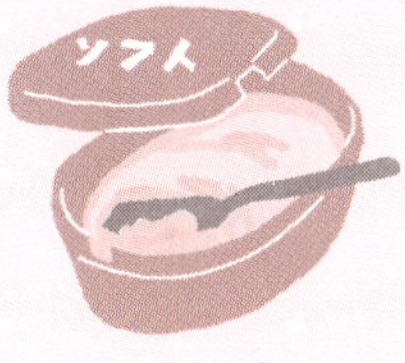

ファットスプレッド

マーガリンより油脂の少ない（80％未満）ファットスプレッドにもトランス脂肪酸が含まれます

日本は他国と比べて規制がかなり弱い

日本はアメリカなどと比べて、トランス脂肪酸の使用に対する規制がかなり弱い国です。そのためクッキーやケーキ、菓子パンなどに、トランス脂肪酸がかなりの頻度で使われているという現状があります。

トランス脂肪酸は人工的な物質ですから、当然、体によくありません。コレステロール値やアレルギー、ＰＭＳを悪化させるともいわれているので、極力控えたいものです。

ファストフードも、トランス脂肪酸を含むものが多いです。便利で手軽なためつい頼りがちな人は、週2回以下にするなど、食べる機会を減らしていきましょう。

保存料などの添加物

今や台所で手間暇かけなくてもできあいの食品が簡単に手に入ります。しかしその結果、添加物を大量にとることに。せめてごはんは自分で炊くなどして添加物の摂取を減らしましょう。

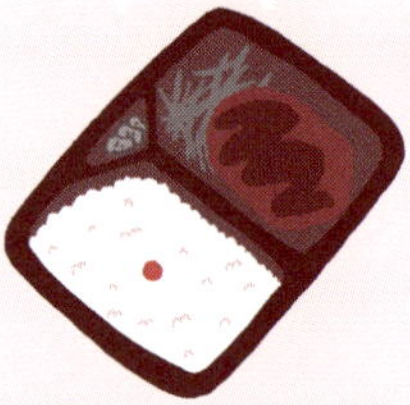

コンビニ弁当

便利ですが、時間が経っても腐らないのは、保存料などの添加物が使われている証拠です

菓子パン

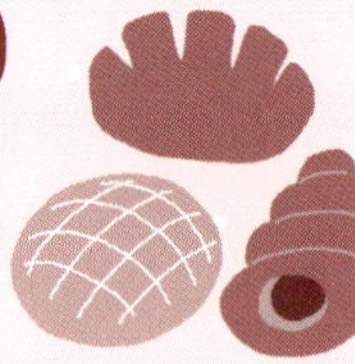

菓子パンも添加物が多い食品の代表です。いつまでもふわふわで腐らないのは不自然です

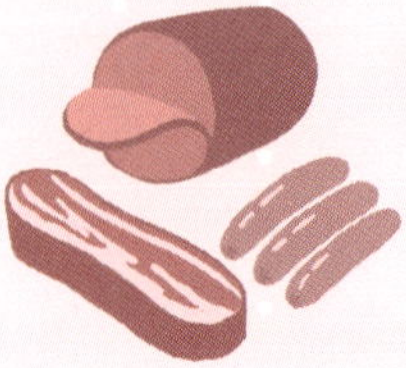

加工品

肉加工品のハムやソーセージ、魚加工品の練り製品などにも添加物が多く使われています

お惣菜やお弁当は原材料をよく見て買う

できあいのお惣菜やお弁当は、便利でおいしくつくられているため、忙しいときはつい頼りがちです。

しかし、保存性のよさ、安価なのにおいしいといったメリットの裏では、大量の添加物が使われているのです。

お惣菜やお弁当を買うときには、原材料の表示をよく読んだうえで選びましょう。

原材料は、添加物以外のものと添加物とに分け、それぞれ重量の多いものから順に書かれています。添加物がたくさん記載されている商品は避けたほうが無難です。

人工甘味料

ダイエット中の人にとって「カロリーゼロ」「カロリーオフ」の商品は魅力的。でもそれらには砂糖の数百倍の甘みをもつ人工甘味料が含まれ、健康を脅かす危険性があるのです。

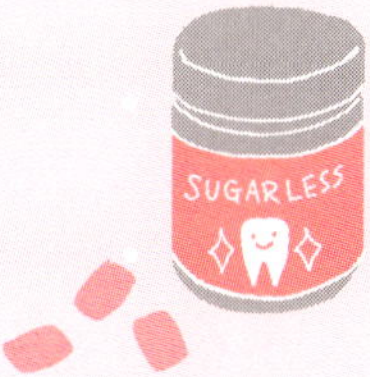

菓子

ノンシュガーのチョコレートやガムなどには、人工甘味料がよく使われています

飲料

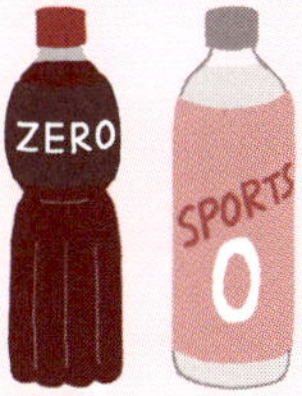

「カロリーオフ」「カロリーゼロ」の飲料には人工甘味料が多く使われています

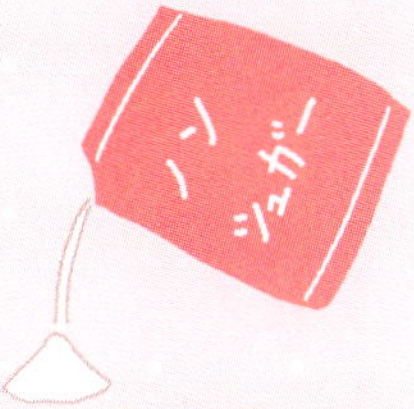

低カロリーシュガー

「低カロリー」「ノンカロリー」のシュガーも人工甘味料で、砂糖より太るともいわれます

ゼロカロリーなのに血糖値が上がる？

カロリーゼロの商品は、ヘルシーでやせられる……そう思っていませんか？　でも、実は違います。人工甘味料を使い、ゼロカロリーになっている商品でも、血糖値やインスリンが上がるため、肥満のもとになるのです。

インスリンの働きは血糖値を下げることですが、それでもだぶついた糖は、脂肪に変わってたまっていきます。

また、ゼロカロリーのものをとると、恐ろしいことに、食欲はむしろ刺激されてしまいます。理由はP142のコラムにも書いた「グレリン」。人工甘味料でも、胃がその甘さを感知するとグレリンが分泌され、食欲が出てしまうのです。

なるべく避けたい⑥

カフェインを含む飲み物

コーヒーなどに含まれるカフェインには、交感神経を刺激して興奮や覚醒をもたらす作用があります。習慣性、依存性もあるので気をつけてとり、夕方以降は控えたいものです。

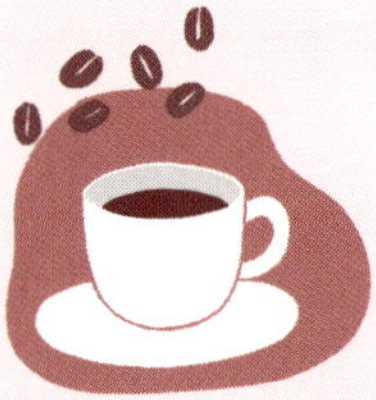

コーヒー

カフェインを含む飲み物の筆頭。体を冷やす作用もあるのでとりすぎには要注意です

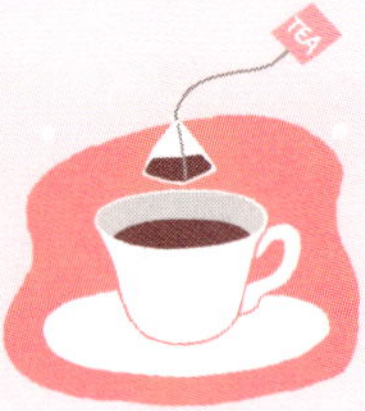

紅茶

コーヒーと違って体を温める作用がある紅茶ですが、カフェインを多く含みます

緑茶

カテキンの健康効果もありますが、カフェインを避けるならほうじ茶のほうがお勧めです

生理前は特にカフェインレスを

1日に何杯もコーヒーや紅茶を飲む人がいますが、カフェインの興奮作用は女性の体に決していいものではありません。

特に、ただでさえ不安定な生理前は避けたほうがいいでしょう。この時期は副交感神経の働きをうながし、できるだけリラックスしてすごしたいもの。

しかし、カフェインは逆に交感神経を刺激するので、イライラなどのPMSが悪化してしまいます。コーヒーや紅茶の代わりにカフェインレスのほうじ茶やハーブティーがお勧めです。

冷たい飲み物

夏はビール、冬も鍋を囲みながらビールで乾杯……冷たいものを飲む誘惑は1年中絶えません。しかし冷たいもののとりすぎは内臓を冷やし、卵巣の働きも悪化させてしまいます。

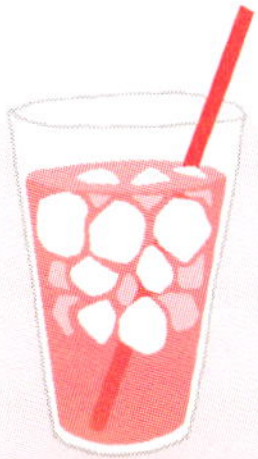

氷入りのドリンク

体をかなり冷やします。レストランで出されるお水も「氷なしで」とお願いしましょう

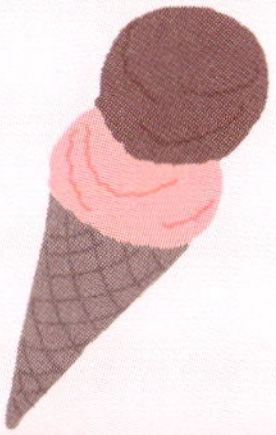

アイスクリーム

つい食べすぎてしまうアイスクリームも体を冷やしますし、糖分もかなり多いです

体を温める食べ物と冷やす食べ物がある

冷えに悩む女性が今とても増えている原因は、運動不足や栄養不足、薄着やエアコンなどさまざまです。冷たいもののとりすぎもその1つ。冬でさえアイスやビールを好む人もいます。これでは悪化するばかり。

冷えを改善するには、できるだけ「体を温める食べ物」をとるようにしましょう。食べ物には、体を冷やすものと、温めるものがあるのです。

大まかにいうと、冷やすのは、夏が旬のもの、暖かい土地でとれるもの。温めるのは、冬が旬のもの、寒い地方でとれるもの。これを意識して食材を選ぶようにするとよいでしょう。

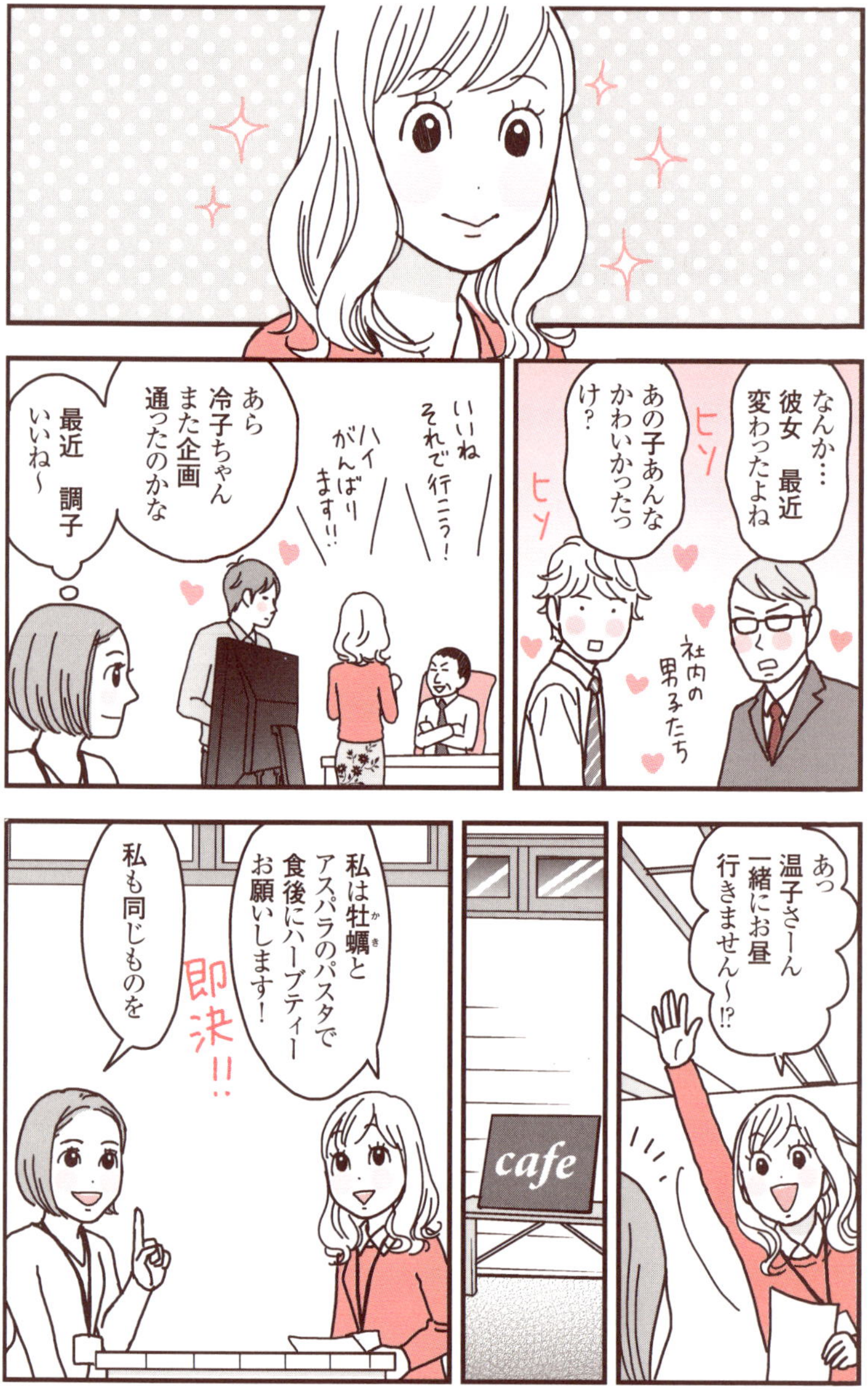

なんか…彼女 最近変わったよね
あの子あんなかわいかったっけ？
ヒソ
ヒソ
社内の男子たち
いいね それで行こう！
ハイ がんばります!!
あら 冷子ちゃん また企画通ったのかな
最近 調子いいね～
あっ 温子さーん 一緒にお昼行きません～!?
cafe
私は牡蠣《かき》とアスパラのパスタで食後にハーブティーお願いします！
即決!!
私も同じものを

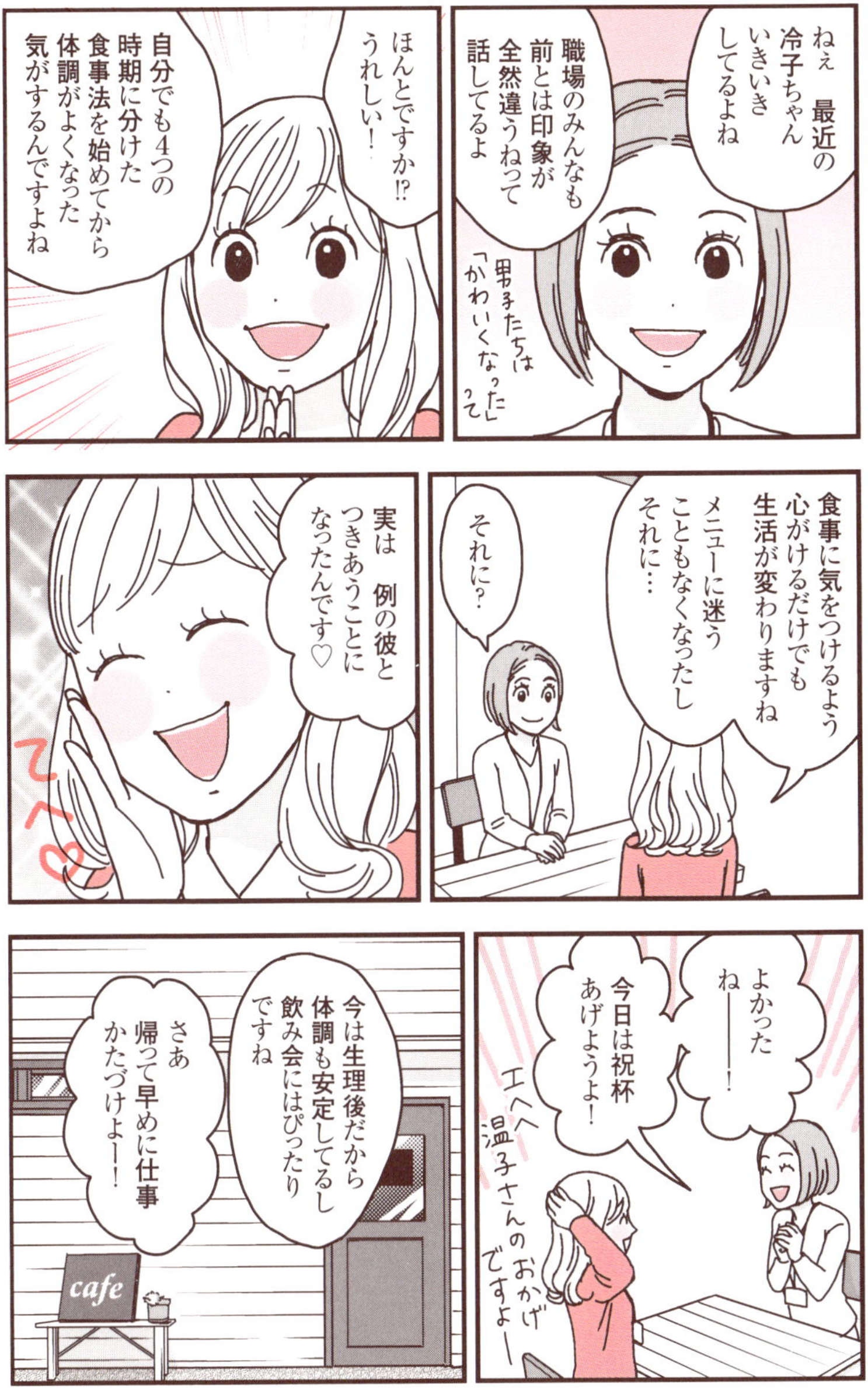
ねぇ 最近の冷子ちゃんいきいきしてるよね
職場のみんなも前とは印象が全然違うねって話してるよ
男子たちは「かわいくなった」って
ほんとですか!? うれしい!
自分でも4つの時期に分けた食事法を始めてから体調がよくなった気がするんですよね
食事に気をつけるよう心がけるだけでも生活が変わりますね メニューに迷うこともなくなったし それに…
それに?
実は 例の彼とつきあうことになったんです♡
よかったね――――!
今日は祝杯あげようよ!
エヘヘ 温子さんのおかげですよー
今は生理後だから体調も安定してるし飲み会にはぴったりですね
さあ 帰って早めに仕事かたづけよー!
cafe

※コピーして、壁や日記帳に貼って使用します。

年	
月	
日	
.2	
.1	
37.0	
.9	
.8	
.7	
.6	
36.5	
.4	
.3	
.2	
.1	
36.0	
.9	
.8	
.7	
.6	
35.5℃	
①月経 *1	
②体調 *2	
③気分 *3	
④お肌 *4	
⑤排便 *5	
⑥メモ *6	

【*4】良好…◎、ふつう…○、軽い乾燥・脂っぽさなど…△、ひどい肌荒れ・ニキビなど…×
【*5】健康な便が2回以上…◎、健康な便が1回…○、下痢またはひどく少量…△、排便なし…×
【*6】その他、気になったことを自由にメモします

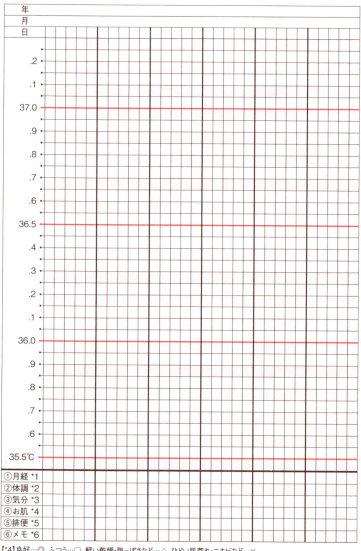

基礎体温表

年																														
月																														
日																														
.2																														
.1																														
37.0																														
.9																														
.8																														
.7																														
.6																														
36.5																														
.4																														
.3																														
.2																														
.1																														
36.0																														
.9																														
.8																														
.7																														
.6																														
35.5℃																														
①月経 *1																														
②体調 *2																														
③気分 *3																														
④お肌 *4																														
⑤排便 *5																														
⑥メモ *6																														

※記入方法　【*1】月経（生理の日）…×、中間痛（排卵時の痛み）…△、不正出血…▲、性交…○、中間期帯下感…+

【*2】良好…◎、ふつう…○、軽い疲れ・だるさなど…△、ひどい頭痛・腹痛・吐き気・むくみなど…×

【*3】良好…◎、ふつう…○、軽い落ち込み・イライラなど…△、ひどいゆううつ感・不安感・怒りなど…×

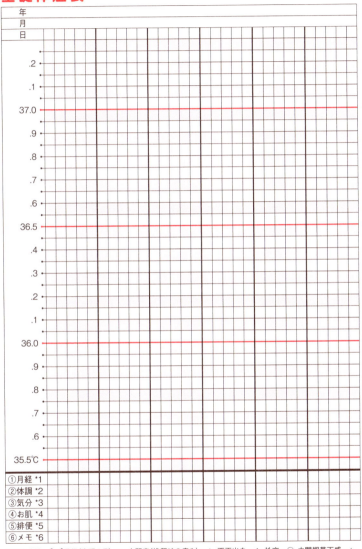

食品	栄養素	レシピ例
ピーナッツ	66、122	ー
ピスタチオナッツ	28	ー
マカダミアナッツ	28	ー
松の実	66	ー
野菜類	**栄養素**	**レシピ例**
青じそ	49	77
赤ピーマン	44	54、57、73、74
かぼちゃ	42	54
カリフラワー	101、126	103
キムチ	95	72、76、102、107
キャベツ	93	106
きゅうり	99	104
ゴーヤ	99	ー
ごぼう	90	ー
小松菜	41、119	132、133
しょうが	48	52、53、77
セロリ	ー	56
大根	90	106
切り干し大根	119	ー
たけのこ	91	73
玉ねぎ	49	53、54、56
チンゲン菜	118	ー
唐辛子	49	72
とうもろこし	69	ー
トマト	98、131	102、106、135
トマトピューレ	ー	137
トマト缶	ー	133
にら	43	56
にんじん	90	106、133、136
にんにく	49	52、53、73
ねぎ	48	ー
青ねぎ	48	52、55、72
長ねぎ	48	75、77
バジル	45	53、57
ピーマン	131	ー
ブロッコリー	101、131	132
ほうれん草	40	54
みょうが	ー	77
モロヘイヤ	47	ー
野菜類［漬物］	**栄養素**	**レシピ例**
ザーサイ	97	ー
ザワークラウト	97	ー
柴漬け	96	ー
たくあん漬け	96	77
ぬか漬け	96	ー
ピクルス	97	ー
いも類	**栄養素**	**レシピ例**
こんにゃく	89	ー
さつまいも	91、126	104
さといも	91、99	105、106、135
じゃがいも	101、130	106、132、134
やまいも	101	ー
きのこ類	**栄養素**	**レシピ例**
きのこ類［全般］	89	ー
えのきだけ	89、129	ー
しいたけ	89、129	107
しめじ	89、129	102、107、136
まいたけ	89、129	ー
マッシュルーム	89	105
果実類	**栄養素**	**レシピ例**
アボカド	44、92	102
オレンジ	100	ー
グレープフルーツ	131	ー
ざくろ	100	ー
バナナ	100、122、127	136
りんご	89	ー
油類	**栄養素**	**レシピ例**
アマニ油	29	ー
えごま油	29	ー
オリーブオイル	29	52～55、57、73、74、102、103、105、107、132～135
グリーンナッツオイル	29	ー
ごま油	29	53、56、72
調味料・香辛料	**栄養素**	**レシピ例**
しょうゆ	96	102、105～107、133～135
コチュジャン	49	72、77
山椒（さんしょう）	49	74
味噌	96、118	76、136
その他	**栄養素**	**レシピ例**
煎茶（せんちゃ）	45	ー
ミネラルウォーター（硬水）	101	ー

参考文献

《書籍》

松村圭子著『女性ホルモンがつくる、キレイの秘密』(永岡書店)

松村圭子著『10年後もきれいでいるための美人ホルモン講座』(永岡書店)

松村圭子著『女性ホルモン 美バランスの秘訣』(大泉書店)

松村圭子監修『ａｎ・ａｎ ＳＰＥＣＩＡＬ 女性ホルモンでもっときれいになる 最新版』(マガジンハウス)

松村圭子監修『お疲れ女子お助けレシピ』(主婦の友社)

松本清一監修『もっと知りたい！ 基礎体温のこと』(十月舎)

中村丁次著『見てわかる！ 栄養の図解事典』(ＰＨＰ研究所)

《その他資料》

「日本人の食事摂取基準(２０１５年版)概要」(厚生労働省)

「カルシウムを多く含む食品」(骨粗鬆症財団)

「高血糖が危ない！」(ノボノルディスクファーマ)

著者紹介

松村圭子　婦人科医。成城松村クリニック院長。広島大学医学部卒業。広島大学付属病院などの勤務を経て、現職。若い世代の月経トラブルから更年期障害まで、女性の一生をサポートする診療を心がけ、アンチエイジングにも精通している。西洋医学のほか、漢方薬やサプリメント、オゾン療法なども積極的に治療に取り入れる。テレビや雑誌など幅広いメディアで活躍中。『女性ホルモンがつくる、キレイの秘密』(永岡書店)、『女性ホルモン美バランスの秘訣』(大泉書店) ほか著書多数。

女性《じょせい》ホルモンを整《ととの》えるキレイごはん

2015年2月5日　第1刷

著　者　松《まつ》村《むら》圭《けい》子《こ》
発行者　小澤源太郎

責任編集　株式会社 プライム涌光
電話　編集部　03(3203)2850

発行所　株式会社 青春出版社
東京都新宿区若松町12番1号 〒162-0056
振替番号　00190-7-98602
電話　営業部　03(3207)1916

印刷　共同印刷　　製本　ナショナル製本

万一、落丁、乱丁がありました節は、お取りかえします。

ISBN978-4-413-03939-0 C0077

ケタ違いに稼ぐ人はなぜ、「すぐやらない」のか？
〈頭〉ではなく〈腹〉で考える！思考法
臼井由妃

「いのち」が喜ぶ生き方
矢作直樹

人に好かれる！ ズルい言い方
お願いする、断る、切り返す…
樋口裕一

中学受験は親が9割
西村則康

不登校から脱け出すたった1つの方法
いま、何をしたらよいのか？
菜花　俊

青春出版社の四六判シリーズ

キャビンアテンダント5000人の24時間美しさが続くきれいの手抜き
清水裕美子

人生は勉強より「世渡り力」だ！
岡野雅行

わが子が「なぜか好かれる人」に育つお母さんの習慣
永井伸一

ためない習慣
毎日がどんどんラクになる暮らしの魔法
金子由紀子

なぜいつも〝似たような人〟を好きになるのか
岡田尊司